SER MADRE A LOS 40

(y más allá)

LO QUE HAS DE SABER

MARTA DEVESA,

ALBERTO R. MELCÓN

y ANNA VEIGA (eds.)

Grijalbo

ÍNDICE

PRÓLOGO

Por Pedro N. Barri

Constituye para mí un placer escribir el prólogo de este libro ya que, aparte de mi contribución directa al mismo, conozco muy bien todo su contenido y he seguido de cerca su proceso de gestación.

La idea de esta obra nació de la conversación que los editores del libro y algunos destacados miembros de nuestro Departamento mantuvieron sobre el interés que podría tener abordar de un modo muy amplio y actual el tema de la maternidad a una edad considerada avanzada. Desde el primer momento hubo una total coincidencia de opiniones sobre la conveniencia de escribir un libro que cubriera los aspectos médicos y culturales de una realidad social que vemos cada día con mayor frecuencia en el mundo occidental. Este es un fenómeno social basado en el hecho de que los humanos actualmente nos reproducimos poco, tarde y mal.

En este libro se abordan todos los aspectos socioculturales que han hecho que se produjeran notables cambios en nuestros hábitos reproductivos. Hoy en día, las mujeres, o en su caso las parejas, deciden, por un sinfín de razones, retrasar el momento de tener hijos, y cuando finalmente desean tenerlos en muchas ocasiones su reloj biológico indica que están en un punto en el que su fertilidad natural se ve muy reducida. Por otra parte, este desfase entre biología y contexto social se agrava al entrar en escena, afortunadamente, nuevos modelos de familia que hacen imprescindible recurrir a la medicina de la reproducción para conseguir el objetivo de tener un hijo.

Es fundamental disponer de información clara y veraz sobre todo lo que comporta la maternidad a una edad avanzada. En primer lugar, para conocer las posibilidades naturales de gestación a estas edades, pero también para saber en qué momento deberán la mujer o la pareja solicitar ayuda médica, pues no siempre es suficientemente conocido o valorado el hecho de que edad y fertilidad avanzan en dirección contraria. En esta obra se explica muy bien cuándo deben iniciarse los estudios destinados a identificar las anomalías que están dificultando el embarazo y cuáles van a ser las pruebas necesarias para tener un diagnóstico concreto que permita establecer el tratamiento adecuado.

Afortunadamente hoy en día las técnicas de reproducción asistida permiten resolver un porcentaje muy elevado de los problemas de fertilidad. En este libro están muy bien descritas todas estas técnicas, así como sus riesgos y sus posibilidades de éxito, para que los lectores puedan identificarse, si es el caso, y conocer de antemano el viaje que van a emprender hacia un diagnóstico y un tratamiento habitualmente efectivo, pero que no siempre les podrá garantizar el éxito. En este aspecto es fundamental destacar el realismo de esta obra, que en ningún momento promete resultados inalcanzables y que recuerda a los lectores interesados que el fracaso les acompañará en algunos momentos de este viaje reproductivo.

Finalmente, una faceta muy importante del libro es la amplia cobertura que da a todos los temas relacionados con el cuidado que requieren la atención al embarazo y al parto cuando se trata de madres mayores. Es imprescindible informar con rigor de los riesgos que comporta un embarazo en estas circunstancias, pero también hacerlo teniendo en cuenta la seguridad que la obstetricia moderna ofrece.

EL RETRASO DE LA MATERNIDAD

Por Diana Marre

Las personas, especialmente en las sociedades occidentales, nunca habían sido padres o madres por primera vez tan tarde como lo están siendo en las últimas décadas. Entre las distintas razones de esta demora, se suelen destacar algunos factores decisivos. Por un lado, hay que tener en cuenta el incremento de la efectividad de la anticoncepción y las mayores posibilidades de interrumpir voluntariamente el embarazo. Ello, junto al aumento del acceso a la educación por parte de las niñas y las mujeres y su participación en el mercado laboral, han permitido separar el sexo de la reproducción, lo cual proporciona a las mujeres la opción de decidir cuál es para ellas el momento «adecuado» para quedarse embarazadas. Por otro lado, la dificultad de conseguir una vivienda, las incertezas económicas y la ausencia de políticas de apoyo a la familia han influido e influyen en el progresivo aumento de la edad a la que las personas deciden tener descendencia. Además, los cambios en los valores, las opciones vitales y las relaciones de pareja, así como la idea cada vez más extendida de que los hijos o hijas requieren una atención parental individualizada e intensiva, han contribuido al retraso de la maternidad. Como consecuencia, se va reduciendo el tamaño de las familias (las mujeres que empiezan a tener hijos o hijas más tarde, por lo general, tienen menos) y crecen los casos de infertilidad involuntaria. Los problemas de fertilidad se incrementan tanto entre los hombres como entre las mujeres, aunque son más habituales entre estas últimas, ya que la fecundidad femenina decrece más rápidamente a medida que aumenta la edad. Los estudios financiados por la Organización Mundial de la Salud y la Fundación Bill y Melinda Gates estimaron que, en 2010, hubo en todo el mundo entre 48,5 y 121 millones[1] de parejas que experimentaron dificultades para tener descendencia.

Aunque las bajas tasas de fecundidad y las preocupaciones sobre sus consecuencias no son un fenómeno reciente en el mundo, Naciones Unidas calcula que, a mediados del siglo XXI, además de los países considerados de renta alta o del «Norte rico», tres de cada cuatro países de los que actualmente se describen como «en vías de desarrollo» tendrán tasas de fecundidad por debajo de lo necesario para garantizar el reemplazo poblacional.

LA CONSTRUCCIÓN SOCIAL DE LA DIVISIÓN SEXUAL DEL TRABAJO

A lo largo de la historia, en diferentes sociedades y culturas, la familia no ha sido solo el espacio donde tenía lugar la reproducción y la crianza, sino también un importante elemento utilizado por diversas instituciones, saberes y poderes para controlar y organizar a la población, como señalara el historiador francés Jacques Donzelot en su libro *La policía de las familias.*

Desde mediados del siglo XVIII y durante el siglo XIX, tanto en Europa como en América del Norte, la reproducción, estrecha-

---

1. La diferencia entre las dos cifras se debe a la definición de esterilidad que se emplee. La Organización Mundial de la Salud utiliza dos definiciones de esterilidad: la clínica y la epidemiológica. La primera define la incapacidad del sistema reproductivo para conseguir un embarazo después de un año de relaciones sexuales regulares sin anticonceptivos. La esterilidad epidemiológica, en cambio, se utiliza para referirse a las mujeres que están en edad reproductiva, intentan quedarse embarazadas y no lo consiguen en un período de más de dos años.

mente vinculada al sexo y al nacimiento, se asociaba a la naturaleza y se circunscribía a la esfera doméstica y de lo privado y lo íntimo. Reproducirse era un hecho que pertenecía a lo femenino y lo biológico, ya que se entendía como un conjunto de procesos que ocurrían dentro del cuerpo de las mujeres. En cambio, la producción se relacionaba con la cultura, la esfera pública y lo masculino. Estas asociaciones contribuyeron a construir un concepto de mujeres como seres excluidos del ámbito de la economía y la política —es decir, de la producción—, y de los hombres como seres excluidos del ámbito de lo doméstico y lo privado —es decir, de la reproducción—.

En la cultura occidental, a diferencia de lo que ocurre en algunas otras culturas, las relaciones de parentesco y familiares se definen en términos de consanguinidad o relaciones biogenéticas. Ser familia se entiende, en consecuencia, como compartir ciertos atributos «inherentes» e «inalienables», transmitidos a través de la sexualidad, la sangre y el nacimiento. Sin embargo, no todas las culturas consideran que los «hechos naturales» de la procreación sean centrales ni determinantes o generadores del parentesco. En otras palabras, la cultura occidental ha atribuido un significado social a los hechos biológicos de la reproducción humana, los cuales se han erigido en los símbolos sobre los que se asientan las relaciones de parentesco que convierten a una persona en un ser social. Sin embargo, este modo de entender los hechos de la reproducción y el parentesco no es universal ni esencial. En el mundo hay muchas culturas en las que los criterios en que se basan las relaciones de parentesco no son compartir la sexualidad o la «sangre», sino otros elementos como el alimento, la tierra que se trabaja o la casa que se habita.

En la cultura occidental el cuidado de la casa era uno de los deberes que correspondía a las mujeres. La casa —o el hogar— era el espacio donde tenía lugar la reproducción y donde se desarrollaban las relaciones de parentesco, el medio que ofrecía protección frente a la dureza del mundo exterior y un símbolo del estatus social y económico. Al mismo tiempo, era un sitio privilegiado donde se podían expresar sentimientos que debían reprimirse fuera, como el amor, la emoción y la empatía. Las mujeres tenían la obligación de mantener la casa no solo limpia, sino también decorada, bella, confortable y acogedora.

La ideología que consideraba que el hogar era el espacio de las mujeres, del que ellas eran responsables —como lo eran del cuidado de los hijos e hijas—, se extendió a todas las clases sociales como signo y síntoma de civilización durante el siglo XIX y se institucionalizó en las primeras décadas del siglo XX. No obstante, durante la gran depresión que se inició al final de los años veinte, las dos guerras mundiales y los enfrentamientos civiles de la primera parte del siglo XX, las mujeres tuvieron que suplir a los hombres en diversas tareas, compatibilizándolas con sus responsabilidades domésticas y de cuidado. Para animar a las mujeres a incorporarse al trabajo industrial en un momento en que los hombres no podían ocuparse de él, la propaganda gubernamental lo comparó con las tareas del hogar (así, por ejemplo, la soldadura se presentaba en relación con la labor de punto). Al principio las mujeres entraron en el mundo del trabajo asalariado fuera del hogar con empleos a tiempo parcial, de manera que pudieran continuar desarrollando sus tareas domésticas y de cuidados.

La definición científica de los sexos

La organización de la producción y la reproducción por sexos en la cultura occidental tuvo —o encontró— sus fundamentos científicos. Podría decirse que el sexo tal como lo conocemos actualmente fue «inventado» en el siglo XVIII. Hasta entonces, los ovarios y los testículos recibían el mismo nombre, pero empezaron a distinguirse como consecuencia del descubrimiento del esperma y del óvulo. En algún momento del siglo XVIII, la palabra «testículo» pasó a designar solo la gónada masculina y los ovarios dejaron de ser las «piedras» o «testículos» femeninos para adquirir un nombre propio. Algo similar sucedió con el clítoris, que anteriormente se había considerado un pene pequeño o sin desarrollar. Igualmente, la palabra que designa la vagina, ese órgano hueco a través del cual nacían los niños y las niñas, se incorporó a las lenguas europeas alrededor del año 1700.

En ese proceso de definición del sexo femenino se formularon muchas preguntas, la mayor parte de cuyas respuestas tendían a explicar la relación entre sexualidad y reproducción. Uno de los temas que más debate generó fue la relación que había, si acaso había alguna, entre orgasmo y reproducción. El orgasmo femenino siempre se había entendido como la señal corporal de que se había producido lo necesario para la procreación, hasta que a finales del siglo XVIII la inseminación artificial exitosa de un perro de aguas permitió confirmar que, para que se produjera la concepción, no era imprescindible el orgasmo. El embarazo surgido de una violación podría haber demostrado mucho antes la independencia entre placer sexual y concepción. Sin embargo, el primer texto de medicina legal escrito en Inglaterra, publicado en 1785, señalaba que sin excitación de la libido no se concebía, independientemente de lo que la mujer dijera haber sentido o la resistencia que hubiera puesto: la concepción demostraba el deseo y el consentimiento de la relación sexual.

Por su parte, la relación entre ovulación y relación sexual permaneció sin dilucidarse durante todo el siglo XIX, un periodo durante el cual se modificaron sustancialmente los términos de los debates sobre las diferencias entre los sexos: si hasta entonces se habían expresado en términos sociales o religiosos, se comenzaron a buscar y encontrar —o construir— argumentos basados en la diferencia biológica que permitían fundamentar de forma «racional» un nuevo orden moral y social. La ciencia contribuyó de manera esencial a esta tarea a través del estudio de la naturaleza de la ovulación y la producción de esperma, la concepción, la menstruación o, ya en las primeras décadas del siglo XX, la función hormonal en la reproducción en general. En 1876 se demostró que el esperma penetra en el óvulo y que la unión de ambos da lugar a la fertilización. Fue también a finales del siglo XIX cuando, mediante la práctica de la ablación del clítoris, iniciada en 1870 como cura de las «crisis de femineidad», se estableció de manera definitiva el papel de los ovarios en la biología de la reproducción. Estos descubrimientos y conocimientos también tuvieron efectos en la natalidad y, por tanto, en la vida de las mujeres, aunque no afectaron a todas de la misma manera. Por ejemplo, en Estados Unidos, si a principios del siglo XIX las mujeres blancas tenían un promedio de 7 hijos e hijas, a mediados del mismo siglo este promedio había bajado a 5,4 y a finales del siglo era de 3,8, mientras que las mujeres negras tenían una descendencia media de entre 7,9 y 6,5 en 1850 y 1900 respectivamente.

Durante el siglo XIX, la biología de la reproducción proporcionó muchos elementos para entender y consolidar la diferencia entre los sexos y su importancia en la reproducción, lo que también dio lugar a una redefinición lingüística. Así, la palabra «generación», utilizada hasta entonces para nombrar la reproducción como una repetición del acto de creación divina, fue reemplazada por «reproducción». Además, los nuevos conocimientos vinculados a la diferencia sexual permitieron también fundamentar la subordinación de las mujeres, cuyas funciones reproductoras las incapacitaba con frecuencia para el desarrollo de labores consideradas productivas. Al mismo tiempo, la importancia otorgada a estas funciones reproductoras contribuyó a que decayera el interés científico por órganos o funciones no imprescindibles para las mismas, como el clítoris o el orgasmo, durante gran parte del siglo XX.

A partir de la década de los cincuenta del siglo XX, continuando con la tendencia iniciada a finales del siglo XVIII, empezaron a producirse cambios significativos en las circunstancias de la reproducción, una transformación que, lejos de finalizar, continúa en el siglo XXI con una creciente expansión, profundidad, diversidad, complejidad e impacto tanto en la esfera individual como en la social.

EL CONTROL DE LA REPRODUCCIÓN Y LA INCORPORACIÓN DE LAS MUJERES A LA PRODUCCIÓN

La Primera Guerra Mundial (1914-1918), el periodo de la Revolución rusa (1914-1921), la Gran Depresión (1929-1930), la Guerra Civil española (1936-1939) y la Segunda Guerra Mundial (1939-1945), junto al aumento de la urbanización y la industrialización, que impulsó la expansión del sector de los servicios durante las primeras décadas del siglo XX, promovieron unos cambios en la reproducción, la familia y la vida de las mujeres que se han continuado produciendo hasta la actualidad.

La devastación económica causada por la Gran Depresión y las guerras posteriores en el mundo occidental, así como las nuevas formas de organización social y económica resultantes del surgimiento de la Unión Soviética, plantearon la necesidad de limitar la reproducción, especialmente entre los grupos sociales más desfavorecidos. En consecuencia, se dieron los primeros pasos hacia la legalización de la contracepción, aunque persistieron prácticas de alto riesgo para las mujeres como la interrupción del embarazo en condiciones de clandestinidad o el ensayo de diversas formas de esterilización, especialmente entre las mujeres más pobres. En 1920 la Unión Soviética legalizó el aborto, y durante las primeras décadas del siglo XX, mujeres activistas de diversos países del mundo —como Margaret Sander, que fundó la Liga Americana para el Control de la Natalidad en 1921— reclamaron el control de la concepción. No es de extrañar que fueran ellas, las mujeres, las que lo reivindicaban, puesto que también eran ellas las principales perjudicadas por una anticoncepción insegura o ineficaz.

La anticoncepción

En la década de los treinta, el profesor de química Russell Marker logró sintetizar progesterona, la hormona sexual femenina, a partir de las raíces de una planta silvestre llamada «cabeza de negro» (*Dioscorea mexicana*), que encontró durante un viaje a las selvas tropicales mexicanas. Su aportación sería la base de la píldora anticonceptiva, ya que permitía producir de forma mucho más barata una sustancia química capaz de incidir en el proceso de la ovulación y la fecundación. La aspiración de las mujeres de poder controlar su fertilidad estaba con ello más cerca de hacerse realidad.

En la década de los cuarenta, cuando muchas mujeres de clase media ya se habían incorporado al mercado laboral en Europa, Estados Unidos o la Unión Soviética, más del setenta por ciento de la población estadounidense, por poner un ejemplo, aprobaba que en los centros de salud pública se distribuyeran anticonceptivos como preservativos o diafragmas. Además, en la mayor parte de los estados y ciudades estadounidenses prácticamente desapareció todo tipo de persecución de la anticoncepción. Margaret Sander fue una de las personas que contribuyeron significativamente a lograr, a través de diversas inversiones, la financiación necesaria para desarrollar las investigaciones, pruebas y ensayos que desembocaron en la preparación de una primera píldora anticonceptiva en 1955.

En diciembre de 1948, Naciones Unidas reconoció, en el artículo 25 de la Declaración Universal de Derechos Humanos, el derecho de toda persona a la salud, la asistencia médica y los servicios sociales, al tiempo que señalaba que la maternidad y la infancia tenían derecho a cuidados y asistencia especiales y que todos los niños y niñas, nacidos dentro o fuera del matrimonio, tenían derecho a igual protección social.

Tras el inicio de la guerra de Vietnam, en 1956 se inició en Puerto Rico la primera experimentación de la píldora anticonceptiva con mujeres y, poco después, las pruebas se extendieron a Haití y Ciudad de México. Un año después, en 1957, la FDA (Food and Drug Administration) estadounidense autorizaba su venta como un fármaco regulador de la menstruación y, en junio de 1960, como anticonceptivo oral. A partir de entonces, continuaron las investigaciones y los ensayos para producir y poner a disposición de grupos de población cada vez más numerosos y distantes lo que se considera el primer medicamento usado por personas sanas durante periodos prolongados, en muchos casos durante la mayor parte de la vida fértil de las mujeres.

La píldora permitió regular y limitar de forma más eficaz la reproducción, la incorporación creciente de mujeres al mercado laboral requerida por la crisis económica de las primeras décadas del siglo XX, además de que impulsó un cambio sustancial en su vida y su salud: las mujeres podían controlar su reproducción y podían hacerlo de forma menos perjudicial para su salud física y psicológica. En mayo de 1968, la Conferencia Internacional de Derechos Humanos reunida en Teherán, al mismo tiempo que admitía que las mujeres seguían sin gozar de los mismos derechos que los hombres, reconocía su derecho fundamental a determinar libremente el número de hijos e hijas y los intervalos entre sus nacimientos.

A pesar de dicha declaración y de las expectativas generadas cuando se aprobó la venta de anticonceptivos orales en la década de los sesenta, hasta bien avanzado el último tercio del siglo XX la mayor parte de las mujeres del mundo, incluso las del Norte rico y desarrollado, apenas tenían capacidad de decidir respecto a su fertilidad y su cuerpo. Esta falta de control a menudo afectaba seriamente su salud y su vida, tanto en los casos en que participaban, con o sin su consentimiento, en campañas o experimentos de esterilización, anticoncepción o interrupción del embarazo, como cuando se exponían a múltiples embarazos no deseados con consecuencias en su bienestar, su inserción social, familiar y laboral o su consideración ética y moral.

No obstante, entre 1955 y 1975, el índice de fecundidad del Norte occidental continuó el descenso iniciado en el siglo XIX. A ello contribuyeron los múltiples enfrentamientos bélicos y las crisis económicas, pero también la industrialización y el crecimiento del sector de los servicios, que supuso la incorporación masiva de la mujer al mercado laboral y, por tanto, la necesidad cada vez mayor de controlar la reproducción a través de diversos sistemas de anticoncepción, esterilización e interrupción de embarazos no deseados. La tasa global de fecundidad descendió hasta los 2,1 hijos o hijas por mujer.

Aunque con diferentes magnitudes, esta tendencia apareció también en otras regiones del mundo, como por ejemplo el este de Asia, donde el número de hijos por mujer pasó de 5,7 en 1955 a 2,3 en 1975.

Leyes sobre el control de la reproducción

Los planes de esterilización, a menudo sin consulta previa, de ciertos sectores de la población femenina —mujeres de escasos recursos, iletradas, con alguna discapacidad, con una situación familiar «irregular» o madres de muchos hijos— dieron paso a leyes o disposiciones que trataban de ampliar gradualmente el control de la reproducción a diferentes sectores de la población, mediante distintas formas de anticoncepción, esterilización voluntaria o interrupción del embarazo. Así, en varios países, se aprobaron leyes que despenalizaban o permitían la dispensación de anticonceptivos a parejas no casadas o mujeres solas, la esterilización voluntaria —masculina y femenina— y la interrupción voluntaria del embarazo.

En el caso de España, los anticonceptivos estuvieron prohibidos desde 1941 hasta 1978, año en que el Real Decreto 2275/78 legalizó su utilización y se suprimieron los artículos del Código Penal que establecían que «vender, prescribir, divulgar u ofrecer cualquier cosa destinada a evitar la procreación» era delito. Una nueva supresión de artículos del Código Penal despenalizó, a partir de 1983, la esterilización quirúrgica voluntaria.

En cuanto a la despenalización de ciertas formas de interrupción voluntaria del embarazo, el Reino Unido la aprobó en 1967 con la Abortion Act, y Canadá en 1968. Durante los años setenta los siguieron en cascada diversos países occidentales, como Estados Unidos en 1973; Francia, Austria y Suecia en 1975; Alemania y Dinamarca en 1976 o Luxemburgo en 1978. Por su parte, la Conferencia Internacional sobre la Población y el Desarrollo, celebrada en Bucarest en 1974, confirmó como un derecho fundamental, tanto de las parejas como de los individuos, el de decidir, libres de toda forma de coerción, el número de hijos o hijas y el intervalo entre sus nacimientos.

Ya a mediados de los ochenta varios países del sur de Europa aprobaron leyes de despenalización del aborto en ciertas condiciones. Portugal lo hizo en 1984, España en 1985 y Grecia un año después. En el caso de España, la Ley 9/1985 lo despenalizó bajo tres supuestos: que sea necesario para evitar un grave peligro para la vida o la salud física o psíquica de la embarazada, que el embarazo sea consecuencia de un hecho constitutivo de un delito de violación previamente denunciado y que se presuman graves taras físicas o psíquicas en el feto.

Si bien la mortalidad femenina por complicaciones derivadas de la interrupción de embarazos no deseados en condiciones de riesgo ha disminuido progresivamente en distintos lugares del mundo, en otros es todavía una asignatura pendiente. Un informe publicado en 2013 por el Center for Reproductive Rights señalaba que el 25,64 % de la población femenina mundial vivía en 66 países donde la interrupción del embarazo continuaba penalizada o prohibida; el 13,75 % vivía en 59 países con acceso a la interrupción del embarazo solo en caso de riesgo para la vida de la gestante, y el 21,58 % lo hacía en 13 países con acceso limitado al aborto, solo en caso de que peligrara la vida o la salud de la gestante o esta tuviera dificultades socioeconómicas. Ello significa que solo un 39,22 % de la población mundial femenina vivía en lugares con acceso a la interrupción voluntaria del embarazo. Entre estos últimos lugares, el informe incluía algunos países del este de Europa en los que, sin embargo, a partir de los cambios políticos producidos durante la década de los noventa se aprobaron nuevas leyes «a favor de la vida» que supusieron retrocesos significativos en lo que a derechos de acceso a la interrupción voluntaria y segura del embarazo se refiere.

Similares consecuencias han tenido, en diversos países del mundo —también del Norte rico—, las políticas de recortes llevadas a cabo como consecuencia de la crisis económica iniciada a finales de los años noventa. Un estudio publicado en *The Lancet* en 2017 demostró que, de los casi sesenta millones de interrupciones del embarazo realizadas cada año entre 2010 y 2014 en países en vías de desarrollo (especialmente en África y América Latina), solo la mitad eran seguros.[2] La otra mitad implicaban serios riesgos y complicaciones para las mujeres, muchas veces permanentes o fatales.

Así como durante la década de los setenta se aprobaron numerosas disposiciones legislativas encaminadas a despenalizar y regular diversas formas de anticoncepción e interrupción voluntaria del embarazo, en los años ochenta las leyes atendieron al desarrollo de la reproducción asistida. En julio de 1978 nació, en el Reino Unido, Louise Brown, la primera niña fecundada in vitro. Este hecho impulsó diversas normativas legales en diferentes países que incorporaban, regularizaban y legislaban las «nuevas técnicas de reproducción humana asistida», tal como inicialmente se denominaron. Sin embargo, el rápido avance científico y técnico en ese ámbito pronto consolidó los nuevos nombres de «reproducción humana asistida» o «técnicas de reproducción asistida». Seis años después del nacimiento de Louise Brown, en julio de 1984 nació en España otra niña, Victoria Anna, fruto de la primera fecundación in vitro exitosa en nuestro país, realizada por la bióloga Anna Veiga y el ginecólogo Pedro N. Barri en el Instituto Dexeus de Barcelona. Cuatro años después se promulgaba la Ley 35/1988, la primera sobre reproducción humana asistida en España.

Poco antes, en 1987, una conferencia internacional celebrada en Nairobi declaró de forma pionera que la planificación familiar era una parte integral de los derechos y la salud reproductiva. Según la definición de la Organización Mundial de la Salud, los derechos reproductivos se asientan en el reconocimiento del derecho básico de todas las parejas e individuos a decidir libre y responsablemente cuándo y cuántos hijos o hijas quieren tener, y disponer de la información y los medios para ello, así como el derecho a acceder a las me-

2. La Organización Mundial de la Salud considera que una interrupción del embarazo no segura es aquella resultante de un embarazo cancelado por alguien que carece del conocimiento y las herramientas médicas necesarias o que se realiza en un entorno que no cumple las condiciones médicas mínimas.

jores condiciones de salud sexual y reproductiva disponibles, lo que incluye el derecho de todas las personas a tomar decisiones concernientes a su reproducción libres de cualquier tipo de discriminación, coerción o violencia.

La década de los noventa, significativamente prolífica en lo que se refiere al establecimiento y la expansión de los derechos vinculados de forma directa o indirecta con la reproducción, se inauguró en 1989 con la Convención sobre los Derechos de la Niñez. En ella se reconocía a toda persona menor de dieciocho años el derecho a crecer en el seno de una familia para el pleno y armonioso desarrollo de su personalidad. Este principio se reforzaría pocos años después, en 1993, con la aprobación del Convenio de La Haya relativo a la protección de la niñez y a la cooperación en materia de adopción internacional. Al tiempo que confirmaba el derecho de niños y niñas a vivir en familia, el convenio señalaba explícitamente que la adopción debía ser un sistema de protección de la infancia y no de ayuda para la reproducción de personas o parejas con dificultades para ello.

En 1994, la Conferencia Internacional sobre la Población y el Desarrollo de El Cairo y el subsiguiente Programa de Acción de Naciones Unidas definieron por primera vez en un documento de política internacional el concepto de «salud reproductiva» como un estado de bienestar físico, mental y social (y no solo como de ausencia de enfermedad), en todos los temas relacionados con el sistema reproductivo, sus funciones y procesos. El acceso a la salud reproductiva, por tanto, implicaría que toda persona debería poder tener una vida sexual satisfactoria y segura, junto a la capacidad de reproducirse y la libertad de decidir cuándo y cuán a menudo hacerlo. Así, se daba por supuesto el derecho de las personas a ser informadas acerca de los métodos de planificación familiar seguros, efectivos, accesibles y aceptables, y a poder utilizar los que deseen, así como a beneficiarse de unos servicios para la salud sexual capaces de garantizar un embarazo, un parto y un nacimiento seguros para las mujeres y sus hijos e hijas.

Inmediatamente después de la Conferencia de El Cairo, también en 1994, se reunió en Chicago una conferencia del *caucus* de mujeres negras de la Alianza Pro-elección de Illinois. Allí se formuló el concepto de «justicia reproductiva», que vinculaba los conceptos de derechos reproductivos y salud reproductiva con el de justicia social, y establecía la necesidad de otorgar un valor similar al derecho a tener descendencia y al derecho a no tenerla. Dos años después, en 1996, la Unión Europea y sus estados miembros adoptaron el Plan de Acción sobre Población y Desarrollo de El Cairo, y se comprometieron a promover el reconocimiento de la salud y de los derechos sexuales y reproductivos, entre ellos los de una maternidad sin riesgos y el acceso universal a cuidados y servicios seguros y confiables en materia de salud sexual y reproductiva.

Estos derechos recién adquiridos, que proporcionaron lo que algunos autores denominaron «nuevas libertades», vinieron acompañados de otras demandas, entre las que cabe destacar la exigencia de una dedicación a los hijos e hijas cada vez más intensa e intensiva (sobre todo por parte de las madres) y el mantenimiento e incremento de la «doble jornada laboral», ya que, aunque los hombres se están incorporando de forma paulatina a las tareas domésticas y de cuidado, el reparto de las mismas está todavía lejos de ser equitativo. La crisis económica desencadenada en 1997 dio paso a un siglo XXI caracterizado en muchos países —como España— por una creciente precarización laboral que dificultó el acceso a la vivienda y a una vida económicamente independiente para las personas jóvenes. Al mismo tiempo, la crisis provocó la disminución progresiva de las políticas de apoyo a la familia y al cuidado de niños, niñas y personas mayores y enfermas y a veces la completa ausencia de ayudas. Como consecuencia, se incrementó la carga de trabajo físico, psíquico y emocional de las personas en edad laboral, particularmente de las mujeres.

Durante el último lustro del siglo XX, el descenso de las tasas de fecundidad que se había observado entre 1955 y 1975 en los países del Norte occidental o el este de Asia se reprodujo con igual o mayor intensidad en Italia, España, Portugal y Grecia. El acusado descenso de la natalidad, que alcanzó unos niveles extremadamente bajos y sostenidos a lo largo del tiempo, puso a la Europa del sur en el centro de los estudios demográficos, sociológicos, antropológicos, económicos y políticos. De hecho, ninguna región tan extensa, con una población de más de 120 millones de habitantes, había tenido nunca unos índices tan bajos de fecundidad durante más de dos décadas. En los países latinoamericanos también se produjo un descenso de la natalidad significativo. Entre 1975 y 1995, en Brasil el número de hijos o hijas por mujer bajó de 4,5 a 2,5; en Colombia, de 4,6 a 2,8; y en México, de 5,9 a 2,9.

El caso de España es, probablemente, uno de los más graves. Nuestro país es uno de los que ha sufrido una mayor caída de la natalidad en un espacio de tiempo más corto: de 2,8 hijos o hijas por mujer en 1975 (que al final del periodo franquista era uno de los índices más altos de Europa) se pasó a 1,16 en 1995, una tasa muy por debajo de la necesaria para garantizar el reemplazo poblacional y una de las más bajas, si no la más baja, de Europa y del mundo. Entre otros efectos, este descenso tan acusado de la fecundidad hizo que España dejara de ser un país al que a principios de la década de los ochenta acudían parejas de otras nacionalidades que querían adoptar niños y niñas para convertirse en un país receptor de adopción transnacional.

HACIA UNA ECONOMÍA COLABORATIVA DEL TRABAJO REPRODUCTIVO

En España, entre 1998 y 2004, las adopciones transnacionales crecieron un 273 %. Este aumento convirtió a nuestro país en el Estado europeo que más niños y niñas adoptaba fuera de sus fronteras —y en el segundo de la lista a nivel mundial, solo por detrás de Estados Unidos—. A diferencia de otros países donde la adopción es frecuente y al mismo tiempo los índices de natalidad son altos, como Estados Unidos o Francia, en España se dio la aparente paradoja de que los años de menor fecundidad coincidieran con los de mayor número de adopciones internacionales.

Los resultados de las investigaciones cualitativas desarrolladas por el grupo de investigación AFIN de la Universidad Autónoma de Barcelona señalaron, a finales de la primera década del siglo XXI, que el espectacular aumento de las adopciones en España respondía a la necesidad de muchas mujeres que querían ser madres de «externalizar» ciertas etapas de la reproducción, recurriendo al trabajo reproductivo de otras mujeres. Dicha necesidad era una consecuencia del retraso de la maternidad debido, fundamentalmente, a las condiciones en que las mujeres se incorporaban al mercado laboral, a la ausencia de políticas públicas de apoyo a la maternidad y a la lenta incorporación de los hombres a las tareas de cuidado de hijos e hijas y al trabajo doméstico.

La brecha salarial entre hombres y mujeres (es decir, la diferencia en la remuneración por realizar el mismo trabajo) afecta a la mayor parte de países del mundo. En España, según el último informe del Foro Económico Mundial de 2016, la brecha aumentó para situarse, de media, en torno al 23 % (en el sector de los servicios llega al 31,36 %, y en el grupo de las trabajadoras de más de 55 años, al 27,25 %).

De acuerdo a dicho informe, los índices de oportunidades y participación económica tampoco han mejorado en los últimos años: en España, a pesar de que el 60 % de las personas con estudios de licenciatura son mujeres, la tasa de empleo femenina es 10 puntos menor que la masculina, una tasa que se reduce entre las mujeres con menor formación. La presencia femenina disminuye de manera directamente proporcional al aumento de la categoría profesional, de manera que solo un 14 % de los puestos de alta dirección los ocupan mujeres. En cambio, ellas son mayoría en los empleos a tiempo parcial, donde hay más del triple de mujeres que de hombres.

También son ellas las que más horas diarias dedican a trabajos no remunerados (un 20 % más que los hombres). Diversos estudios han constatado, asimismo, que las mujeres con menor número de hijos e hijas tienen mayores posibilidades de acceder a un empleo, así como que las mujeres sin descendencia tienen mejores posibilidades de incrementar su salario, todo lo cual también contribuye al retraso de la maternidad.

Las escasas políticas públicas de apoyo a la maternidad en España empezaron a desarrollarse recientemente, a partir de las propuestas de la Conferencia de Pekín de 1995, que la Unión Europea adoptó al año siguiente. Hasta finales del siglo XX, en 1999, no se estableció, mediante la Ley 39/1999 de Conciliación de la Vida Laboral y Familiar, la posibilidad de solicitar una baja por maternidad de dieciséis semanas —de las cuales, diez pueden transferirse al padre—. Esta ley también recoge otros derechos como la baja laboral por riesgos durante el embarazo o por lactancia, la reducción de jornada para el cuidado de hijos e hijas menores y la protección contra el despido laboral durante el embarazo o la baja maternal. Si bien la ley procuraba proteger a las mujeres, continuaba partiendo de la idea de que la maternidad no es solo el embarazo, el parto y la lactancia, sino también todo el tiempo que requiere el cuidado de los niños y niñas, a pesar de que, salvo en los primeros tiempos, de un bebé pueden ocuparse también el padre u otras personas. Cabe decir, por tanto, que esta ley no contribuyó a cuestionar la tradicional división sexual del trabajo en trabajo masculino productivo y trabajo femenino reproductivo.

No es de extrañar que, según un estudio realizado en la primera década del siglo XXI con una muestra de 10.000 mujeres españolas, el 60 % de las mismas dijera que tener hijos o hijas interrumpía su vida laboral, un porcentaje que llegaba al 70 % cuando se preguntaba a las mujeres de entre 30 y 38 años. Asimismo, el 56 % de las mujeres de la muestra afirmaban que la maternidad les había obligado a buscar un empleo a media jornada o, incluso, a abandonar el trabajo. El 42,6 % de las mujeres de entre 20 y 44 años no tenían descendencia, y el 19,4 % dijo que no deseaba tenerla. Entre las mujeres sin descendencia, un 83,8 % manifestó que hubiera querido tener algún hijo o hija; al 30 % de las mujeres que ya eran madres les habría gustado tener más hijos o hijas, y el 70 % hubiera deseado tener dos. El estudio mostró también que las mujeres con un nivel de formación más alto tenían menos hijos e hijas y comenzaban a tenerlos mucho más tarde, a una edad media de 33,5 años.

Leyes para la igualdad

En el año 2007, el mismo en que se publicaron los resultados del estudio mencionado, la Ley 3/2007 de Igualdad procuraba incrementar las políticas tendientes a cuestionar la tradicional división sexual del trabajo, proponiendo un incremento de la corresponsabilidad en los trabajos productivos y reproductivos. Entre las medidas recogidas en la misma, se encontraban las ayudas por el nacimiento de hijos o hijas, la reducción de impuestos para las mujeres madres trabajadoras con hijos o hijas menores de tres años (la edad de escolarización en escuelas públicas) y la posibilidad de reducir una hora la jornada laboral durante los primeros nueve meses posteriores al parto para favorecer la lactancia. La ley mantenía las dieciséis semanas de baja por maternidad (con la opción de transferir diez semanas al padre), al tiempo que ampliaba la baja por paternidad de tres a quince días.

A principios de 2011, una nueva ley estableció que la baja paternal debía incrementarse a cuatro semanas, pero esta medida fue pospuesta inicialmente hasta 2014 y más tarde hasta 2017, año en el que finalmente entró en vigor. Al igual que esta, la mayor parte de las medidas para favorecer la igualdad en el ámbito de los trabajos productivos y reproductivos entre mujeres y hombres fueron demoradas o eliminadas debido a la crisis económica. Dicha crisis no solo justificó reducciones presupuestarias de diversa índole sino que, sobre todo, contribuyó a la pérdida de derechos laborales a través del abaratamiento de los costes por despido o la disminución de salarios sin reducción de horarios ni flexibilización de los mismos; una precarización laboral y el consiguiente aumento de las dificultades para la conciliación que no fueron acompañados de recursos públicos alternativos para la atención de los niños y niñas.

El trabajo reproductivo de terceras personas

No es de extrañar que, en España, como han demostrado los estudios que han analizado la relación entre políticas públicas e índices de fecundidad, el descenso de las tasas de fecundidad se vincule al aumento de la edad a la que las mujeres son madres por primera vez. Si en 1976 la edad media a la que las mujeres españolas tenían su primer hijo o hija era de 24,93 años, en 2015 la media se situaba en los 30,67 años, mientras que la edad media de la maternidad (es decir, la edad media a la que las mujeres habían tenido ya todos sus hijos) aumentaba desde los 28,54 años en 1976 a los 31,89 en 2015, casi un año y medio por encima de la media de los países de la Unión Europea, que en 2014 era de 30,4 años.

El drástico descenso de la fecundidad y el incremento de la edad de la primera maternidad han ido acompañados de un aumento de las mujeres sin hijos ni hijas. Como ha señalado un estudio demográfico reciente, una de cada cuatro mujeres españolas de la generación de 1975 llegará al final de su ciclo reproductivo sin descendencia.

Los estudios demográficos realizados durante la primera mitad del siglo XXI también han advertido que España tiene el *child gap* o *fertility gap* (es decir, la diferencia entre el número de hijos e hijas deseado y el que finalmente se tiene) más alto de Europa, seguida de Italia y Grecia: más del 60 % de las mujeres sin descendencia hubiera deseado tenerla y, de las mujeres que han tenido uno, más del 50 % hubiera querido tener dos. Estos datos están en la línea de otro estudio, realizado en veinte países europeos entre 2004 y 2007, según el cual del 34 % de las mujeres que querían tener descendencia, solo el 16 % lo logró, mientras que del 29 % de aquellas que deseaban un segundo hijo o hija, solo el 18 % pudo realizar su deseo.

Las condiciones y las oportunidades del mercado laboral en España de los últimos cuarenta años han resultado ineficaces a la hora de incorporar a las mujeres, particularmente a las que son madres o están en edad de serlo, y de hacerlo en igualdad de condiciones que los hombres y padres. Ello ha conducido a muchas mujeres a lo que en algunos trabajos de finales de la primera década del siglo XXI denominé «infertilidad estructural», lo cual se refiere a la imposibilidad «estructural» de ser madres, al tiempo que la prevención del embarazo se ha convertido en la opción por defecto. Un informe del Consejo Superior de Investigaciones Científicas de 2011 refiere que más de un 70 % de las mujeres de entre 15 y 30 años utiliza algún tipo de método anticonceptivo, un porcentaje que llega al 90 % entre las jóvenes de 15 a 19 años y desciende al 53 % entre las mujeres de 45 a 49 años. Las mujeres controlan la fecundidad hasta que se deciden a ser madres y, en ese momento, no son pocas las que deben recurrir a alguna forma de reproducción asistida o al trabajo reproductivo de otras personas, como sucedió desde finales de la década de los noventa con la adopción transnacional.

La drástica reducción en el número de adopciones transnacionales que se produjo en el mundo desde 2007 se atribuye principalmente a que en los países de origen hay menos niños y niñas esperando ser adoptados —además de que la adopción nacional se ha mantenido entre las 800 y las 1000 adopciones anuales desde mediados de los noventa—. Ambos factores, han producido un alargamiento sustancial de los «tiempos de espera» de las adopciones. De acuerdo a las cifras facilitadas por el Ministerio de Sanidad, Servicios Sociales e Igualdad, a finales de 2013 había más de veinte mil solicitudes de adopción transnacional esperando asignación, mientras que ese año el número total de adopciones completadas fue de 1.188.

El hecho de que los tratamientos de reproducción asistida con óvulos, espermatozoides o embriones donados o la gestación por terceras partes sean cada vez más eficaces ha orientado la búsqueda de soluciones para la «infertilidad involuntaria estructural» (a menudo considerada socialmente y percibida personalmente como una discapacidad invisible, crónica, estigmatizada y estigmatizante) hacia recursos distintos de la adopción. Al igual que la adopción, se trata de formas de reproducción «estratificada», que permiten a algunas mujeres ejercer la maternidad a través de la «externalización» o «deslocalización» de ciertas fases del trabajo reproductivo. Mediante la donación de óvulos, espermatozoides o embriones o la gestación por sustitución, así como llevando a término un embarazo no deseado o no planificado, algunas mujeres de países de baja renta o mujeres empobrecidas de diferentes países, incluidos los del Norte rico, asumen tareas reproductivas —provisión de óvulos y embriones, gestación, parto y cuidado de los primeros tiempos de un bebé, niño o niña— para mujeres o parejas que no pueden hacerlo por sí mismas.

En el pasado eran numerosas las mujeres que recurrían a otras para que alimentaran a sus hijos e hijas dándoles el pecho y, en el presente, también son muchas las que contratan a mujeres para que asuman las tareas domésticas o el cuidado de niños, niñas y personas mayores, enfermas o dependientes. De una forma similar, el retraso de la maternidad hasta límites que superan los impuestos por la biología de la reproducción conduce a que muchas mujeres necesiten del trabajo reproductivo de otras mujeres. Estas últimas son las madres biológicas de niños y niñas adoptados (mujeres que han asumido el embarazo, el parto y el cuidado de esos niños y niñas durante los primeros meses o años), las donantes de óvulos o embriones para tratamientos de reproducción asistida (que asumen la producción de los mismos) o las gestantes (que asumen la gestación y el parto).

Desde los años sesenta y setenta, la difusión de la contracepción, especialmente de la píldora, permitió separar la sexualidad de la reproducción. A partir de la década de los noventa, esta separación se hizo incluso más evidente con el desarrollo de las técnicas de reproducción asistida que posibilitaron la reproducción sin sexualidad. De este modo, no solo se abrió la puerta a que muchas parejas y personas con problemas de fertilidad formaran una familia, sino que también se amplió el ejercicio de los derechos reproductivos a colectivos usualmente considerados infértiles involuntarios, como las familias homosexuales y monoparentales masculinas y femeninas. En este sentido, el uso de las diversas técnicas de reproducción asistida está lejos de constituir una solución médica solo para los problemas de infertilidad de las parejas heterosexuales. En efecto, el «arte de fabricar un niño o una niña» ya no se limita a reemplazar la reproducción entre un hombre y una mujer, sino que abre amplias posibilidades para diversos sectores de la población y minorías, en los que las políticas, prácticas y estrategias reproductivas tienen un fuerte impacto.

Actualmente, en diferentes países del mundo hay colectivos que ejercen sus derechos reproductivos cada vez más mediante varias formas de «reproducción asistida» —que dan lugar a nuevos tipos de familias— en las que participan «terceras partes», es decir, cualquier modalidad de reproducción humana en la que los gametos, el embrión, la gestación o el niño o niña los proporciona una tercera persona, diferente a quien o quienes criarán al hijo o hija resultante.

Sin embargo, a pesar de que las técnicas estén desarrolladas y probadas, no todos los países permiten todas esas formas de reproducción. Hay países donde la adopción está prohibida, otros donde la adopción se restringe de acuerdo a la situación legal de la pareja, otros donde no es legal la donación de óvulos, espermatozoides o embriones o la gestación subrogada. Así pues, dado que la posibilidad de disfrutar de los derechos reproductivos, en tanto que subconjunto de los derechos humanos, es muy variable, muchas personas se ven obligadas a desplazarse de su lugar de residencia habitual para poder ejercer algunos de estos derechos de salud sexual y reproductiva a través de viajes y movimientos de difícil definición a países con una legislación más amigable con las distintas opciones sexuales y reproductivas.

En ocasiones, esas estrategias reproductivas a las que las personas recurren —a veces en su propio contexto y otras a través del movimiento— son un resultado de desigualdades económicas a nivel local y global. La creciente precarización de la vida cotidiana de diversos sectores de la población hace que cada vez sea más frecuente que las primeras y las terceras partes que intervienen en un proceso reproductivo provengan de clases sociales y/o países diferentes.

La jerarquización de los diferentes actores a menudo deja al descubierto inequidades y desigualdades extremas.

No cabe duda de que los procesos reproductivos en los que intervienen terceras partes, incluida la adopción, son procesos que tienen un componente mercantil, usualmente con beneficios significativos solo para los profesionales, técnicos, agencias y gobiernos que participan y actúan en los mismos. Sin embargo, emprender una labor legislativa adecuada podría promover y regular este sistema basado en el trabajo reproductivo femenino protegiendo a quienes lo realizan. A través de dicho sistema, distintos grupos de mujeres podrían proveer, recibir, disfrutar y beneficiarse de aquello de lo que carecen: unas lograrían tener descendencia en unas condiciones o a una edad en las que el estado actual de los conocimientos y técnicas de la biología reproductiva no lo permiten sin una contribución externa; otras podrían acceder a recursos económicos en condiciones y lugares en que el estado actual del sistema de distribución mundial de los recursos no lo permite sin una consideración externa que reconozca dicho trabajo.

En definitiva, no es algo muy diferente a lo que ya ha ocurrido en otros momentos históricos con la contratación de mujeres para diversos trabajos reproductivos, como las amas de leche, las cuidadoras de niños y niñas o las trabajadoras domésticas. Ciertamente el mundo no ha sido capaz aún de reconocer el trabajo reproductivo no remunerado realizado por la mayor parte de las mujeres del planeta, un trabajo cifrado en 10 billones de dólares del PIB por Melinda Gates en una carta publicada en su fundación a finales de 2016. No obstante, quizá bastaría por comenzar reconociendo que el trabajo reproductivo femenino no remunerado es también trabajo y que, por tanto, además de llamarlo por su nombre, debe recompensarse y redistribuirse equitativamente con los hombres.

¿PODRÉ QUEDAR EMBARAZADA?

Por Pedro N. Barri

Los humanos tenemos un rendimiento reproductivo muy pobre y nuestra tasa de fecundidad mensual no supera el 20 %, de modo que somos la especie menos fértil del reino animal. Esto quiere decir que una pareja supuestamente fértil puede necesitar un mínimo de seis meses para lograr un embarazo espontáneo. Este bajo potencial, que debería ser protegido, está amenazado por una serie de riesgos de orden médico, pero también de tipo social. No hay más que analizar los datos sociodemográficos relativos a España y compararlos con los de otros países de nuestro entorno socioeconómico. En España la edad media a la que las mujeres tienen su primer hijo es de casi 32 años, mientras que la media europea es de 29 años. Por otra parte, para conseguir un adecuado reemplazo generacional y que la pirámide de población sea estable se necesitaría una tasa de fecundidad general (número de nacimientos por cada mil mujeres en edad fértil durante un año) de 2,1 hijos por mujer. En España, el número medio de hijos por mujer es de 1,4 hijos, inferior a la media de los países del norte de Europa, donde este valor llega a los 2 hijos.

En nuestro país la situación es compleja, ya que coinciden las tendencias sociales comunes en todo el mundo occidental con las pobres ayudas que ofrece el Estado. Hasta ahora se ha destinado a prestaciones sociofamiliares el 1,5 % del PIB, mientras que el porcentaje medio europeo es del 2,3 % y en los países nórdicos este valor puede llegar al 4,2 %. Es evidente que las discrepancias norte-sur tienen su explicación.

Nuestra sociedad ha cambiado notablemente en los últimos veinticinco años y una muestra de ello es el progresivo retraso de la maternidad. Los factores sociales que nos han llevado a esta situación están relacionados con un mayor y mejor acceso a la anticoncepción, lo que ha permitido separar sexualidad y fertilidad y que las mujeres tengan el número de hijos que deseen en el momento que ellas consideren idóneo. No obstante, el factor clave hay que buscarlo en el afortunadamente mejor desarrollo profesional de las mujeres, pero que las obliga a priorizar su carrera profesional y a posponer, muchas veces contra su voluntad, el momento de tener hijos. Esta corriente a veces deriva en lo que se conoce en Estados Unidos como DINK (siglas de Dual Income, No Kids), y que se refiere a aquellas parejas que deciden voluntariamente no tener hijos.

Es fácil entender, pues, que las circunstancias actuales asusten a los demógrafos. En esta situación, en que se combinan el retraso de la maternidad y una menor protección social del desarrollo familiar, los gobiernos deberían cuando menos inquietarse seriamente.

EL RELOJ BIOLÓGICO

Aunque no me gusta este término, refleja el hecho probado médicamente de que las mujeres a partir de los 38 años empiezan a perder de forma progresiva el potencial reproductivo, lo cual se traduce en que tienen menos óvulos y en que estos son de peor calidad, y por consiguiente se reduce su posibilidad de conseguir un embarazo y aumenta notablemente el riesgo de padecer un aborto (véase la Figura 1).

En un libro como este, que pretende informar con rigor y sin dramatizar sobre las posibilidades de las mujeres de más de 40 años de

FIGURA 1. Concepción natural: esquema de las tasas de embarazo y aborto según la edad

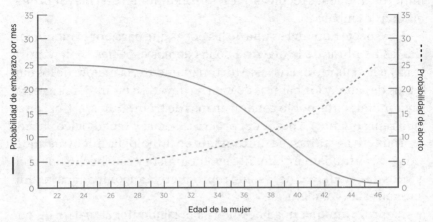

Fuente: *Reproductive Ageing: Guidelines for First Line Physicians for Investigation of Infertility Problems*, (Canadian Fertility and Andrology Society, 2004)

tener un hijo sano, conviene eliminar la falsa creencia de que la medicina moderna va a resolver, gracias a las técnicas de reproducción asistida (TRA), el problema que el paso del tiempo ha creado. Es incuestionable que las mujeres al iniciar la cuarentena se encuentran en una situación de bajo rendimiento reproductivo y que la edad ejerce un claro efecto negativo en la fertilidad. Sin embargo, en este periodo las mujeres tienen ante sí dos o tres años en los que todavía es razonable la esperanza de conseguir un embarazo. El factor tiempo es ahora más importante que nunca, y es fundamental que las mujeres, conocedoras de este problema, estén bien informadas de sus posibilidades reales de quedarse embarazadas, tanto de forma natural como a través de las TRA. El mejor tratamiento que podemos ofrecerles es la prevención, y esto consiste en informar de manera escrupulosa sobre la necesidad de no sobrepasar la barrera de los 44 años. Hay que explicar bien que en la franja de edad que va de los 40 a los 44 años no se puede perder tiempo y es preciso destinar los pocos óvulos sanos, que por supuesto aún les quedan a las mujeres, a aquellas técnicas que les proporcionen una mayor probabilidad de embarazo.

La especie humana es una de las pocas que pasa por la menopausia: las hembras de la mayoría de las demás especies suelen morir tras parir a sus últimas crías. Afortunadamente, la mejora de los cuidados de salud y los hábitos de vida ha llevado a las mujeres a retrasar ampliamente, por lo general en más de treinta años, el final de su vida reproductiva. A pesar del progreso social y tecnológico, la vida reproductiva está basada únicamente en la biología, mientras que la vida real es fundamentalmente evolucionista y este hecho nos obliga a los que cuidamos de la salud reproductiva a acompañar a las mujeres en esta evolución.

La pregunta que nos hacemos es la siguiente: ¿a partir de qué edad no debería una mujer quedarse embarazada? Aunque la legislación española no establece ningún límite de edad, parecería que no es recomendable proponer un embarazo más allá de los 50 años, ya que entonces empiezan a aumentar de forma significativa las complicaciones que pueden producirse durante el embarazo.

¿DEBO HACERME ALGÚN ESTUDIO ANTES DE BUSCAR UN EMBARAZO?

Aunque este tema se tratará en profundidad en otro capítulo del libro, quiero darte aquí una serie de recomendaciones básicas que te serán útiles antes de intentar quedarte embarazada. Así, es aconsejable que tomes las siguientes medidas:

- Suprimir o reducir al máximo el consumo de tabaco, alcohol y drogas.
- Suspender la ingesta de medicamentos no controlados si hay un retraso en la regla.

- Vacunarse de tétanos, hepatitis B y rubeola.
- Realizar actividad física de forma adecuada y regular.
- Mantenerse en el peso correcto.
- Seguir una dieta equilibrada.
- Realizar una consulta médica pregestacional.

Es importante que tengas presente que la buena evolución del embarazo, la salud del feto y la salud del recién nacido, así como el correcto desarrollo posterior del bebé, dependen en gran parte de la salud de la madre y de los cuidados que esta haya recibido antes de iniciar la gestación. El seguimiento médico del embarazo no debe empezar al producirse la primera falta menstrual, sino que ha de comenzar antes de la fecundación.

Evaluar antes de la concepción las condiciones físicas y psíquicas de la futura madre y de su entorno le ayudará a adquirir las mejores condiciones de salud y permitirá al médico aconsejarle el momento óptimo para que inicie el embarazo. En la consulta médica previa al embarazo son esenciales estas actuaciones:

- Realizar la historia familiar y personal, tanto genética como médica.
- Identificar los factores de riesgo.
- Registrar las enfermedades crónicas preexistentes.
- Comprobar la existencia de infecciones de transmisión sexual.
- Realizar una exploración física.
- Controlar la dieta y los hábitos personales de vida.
- Prescribir las vacunas precisas.

En esta consulta, además, se valorará la necesidad de administrar ácido fólico antes del embarazo para prevenir cualquier defecto del tubo neural y otras posibles malformaciones del futuro bebé.

¿QUÉ PAPEL DESEMPEÑAN LOS HOMBRES?

Es lógico pensar que la contribución del hombre es crucial en la fecundación, pues mediante la eyaculación intravaginal aporta los espermatozoides que fecundan los óvulos de la mujer. Tradicionalmente se han asociado función sexual y fertilidad, dando por supuesto que el hombre que podía mantener relaciones sexuales completas sin dificultad debía ser considerado fértil. Pero nada más lejos de la realidad: estos dos conceptos, sexualidad y fertilidad, no se refieren a lo mismo.

En los últimos años se ha constatado que la calidad del semen de los varones occidentales está empeorando progresivamente. Para explicar este deterioro se invocan causas como el estrés, los tóxicos (por ejemplo, el tabaco, el alcohol y las drogas) y la contaminación directa o a través de la cadena alimentaria por sustancias que alteran el equilibrio hormonal, derivados de pesticidas y otros productos lamentablemente cada vez más presentes en nuestro entorno.

Conviene que sepas que el factor masculino, combinado con un factor femenino alterado, es el responsable de más de la mitad de los casos de esterilidad. Hasta ahora las probabilidades de diagnosticar y tratar los problemas de fertilidad de los hombres eran pocas; sin embargo, hoy en día podemos combatir muchas de las causas que provocan la baja calidad seminal. Además, si no se logra mejorar la calidad seminal, siempre existe la posibilidad de recurrir a las técnicas de reproducción asistida, que ayudan a lograr un embarazo en la mayoría de los casos.

¿CUÁNDO DEBO IR AL MÉDICO SI EL EMBARAZO NO LLEGA?

Como hemos dicho al principio del capítulo, la posibilidad que tiene una mujer supuestamente fértil de quedarse embarazada en un mes no supera el 20 %. Cuando se trata de parejas jóvenes, en las que la mujer no tiene más de 35 años, se aconseja esperar hasta un año. No obstante, la situación cambia a medida que la edad de la mujer avanza. Por este motivo es fundamental que sepas cuánto tiempo puedes dejar pasar sin consultar al médico si el embarazo no viene de forma espontánea. En este sentido, nuestra recomendación es que las mujeres que han llegado a los 40 años acudan al ginecólogo en caso de que tras seis meses de relaciones sexuales sin anticoncepción no se hayan quedado embarazadas. El ginecólogo averiguará si existe algún motivo que impide que el embarazo se produzca naturalmente.

¿QUÉ PRUEBAS DIAGNÓSTICAS DEBO HACERME SI NO ME QUEDO EMBARAZADA?

En la primera entrevista que la pareja o la mujer que desee crear una familia monoparental tendrán con el médico, este les hará una serie de preguntas para conocer su estado de salud general. Así, en primer lugar, el médico averiguará si hay algún antecedente de enfermedades sistémicas, infecciones o cirugías que puedan comprometer su potencial reproductivo. Seguidamente, preguntará cuáles son sus hábitos de vida, cuál es su profesión y si consumen tabaco, alcohol, fármacos o drogas. Asimismo, en el caso de las parejas, será clave investigar su función sexual, y el médico hará preguntas sobre la frecuencia de las relaciones sexuales, el grado de satisfacción y la posibilidad de que estas puedan resultar dolorosas.

En la primera visita también es obligatoria la exploración física, que permitirá conocer datos tan esenciales como el peso o la talla y comprobar la normalidad del aparato genital de la mujer para confirmar que constitucionalmente esté en buenas condiciones para quedarse embarazada y llevar adelante el embarazo sin dificultad.

A continuación, el médico solicitará una serie de pruebas complementarias dirigidas a estudiar tres aspectos que son fundamentales para un proceso reproductivo sin problemas.

En primer lugar, conviene examinar el aparato genital de la mujer mediante un estudio ecográfico. De este modo se podrá confirmar que el útero o matriz y los ovarios tienen una estructura normal o si existe alguna alteración. Además, la ecografía puede informar de aspectos funcionales importantes, como la permeabilidad de las trompas de Falopio y el número de folículos que contienen los ovarios.

En segundo lugar, es importante estudiar si la ovulación se produce normalmente. En la actualidad esto se comprueba con unos análisis hormonales (FSH, estradiol, AMH, progesterona), cuyo resultado informa de la reserva de óvulos que tiene la mujer, un dato que también se conoce a través del recuento de los folículos que la ecografía ha identificado en los ovarios. Conocer la reserva ovárica es clave para poder explicar a cada mujer su situación concreta y su capacidad de producir óvulos en cantidad y calidad suficientes para quedarse embarazada con facilidad.

Finalmente, cuando quien acude a la consulta es una pareja, resulta indispensable que el hombre se haga un análisis de semen o seminograma para determinar si el número y la movilidad de sus espermatozoides son suficientes para fecundar los óvulos y producir embriones de buena calidad, que son los que llegan a implantarse en el útero de la mujer y proporcionan el embarazo.

La etapa de diagnóstico puede y debe ser muy rápida. Actualmente las pruebas se efectúan en pocos días y es posible tener el diagnóstico completo en una o dos semanas. Es crucial actuar con celeridad para que las mujeres no pierdan tiempo, un elemento tremendamente valioso, y un diagnóstico rápido les permitirá pasar enseguida a la etapa de tratamiento. A partir de entonces, las mujeres verán optimizadas sus posibilidades de gestación.

POSIBLES TRATAMIENTOS PARA LOGRAR UN EMBARAZO

Hoy en día la mayoría de los problemas de fertilidad tienen solución. En algunos casos, y dependiendo de los trastornos que se hayan identificado en el diagnóstico previo, será necesario aplicar un tratamiento que puede variar desde la administración de fármacos que potencien la ovulación hasta un procedimiento para revertir una infección previa o una intervención quirúrgica que corrija una anomalía orgánica.

No obstante, en más de la mitad de las ocasiones, para resolver la esterilidad, sobre todo si la mujer tiene más de 40 años, es necesario recurrir a las técnicas de reproducción asistida.

La inseminación artificial

Es una buena opción si en la pareja hay dificultades para el coito y la eyaculación vaginal, o si la calidad del semen del hombre es moderadamente baja. Cuando el factor masculino está muy alterado o quien busca el embarazo es una mujer que ha decidido llevar adelante un proyecto de familia monoparental, la inseminación artificial se hace con semen de donante. La inseminación artificial, si está bien indicada, ayuda a resolver la mayor parte de los casos en que se aplica en un tiempo habitualmente no superior a tres meses.

La fecundación in vitro

En un alto porcentaje de los casos de infertilidad es necesario recurrir a técnicas de fecundación in vitro (FIV), que con su elevada eficacia han conseguido superar el rendimiento reproductivo natural de nuestra especie, que, como sabes, no supera el 20 % mensual. Actualmente, las tasas de embarazo por cada intento de FIV son superiores al 30 %, si bien el éxito está íntimamente relacionado con la edad de las mujeres, tal como veremos en otros capítulos.

Aunque se trata de una técnica muy popular y conocida, es bueno recordar las fases de la FIV, que se explican con todo detalle en

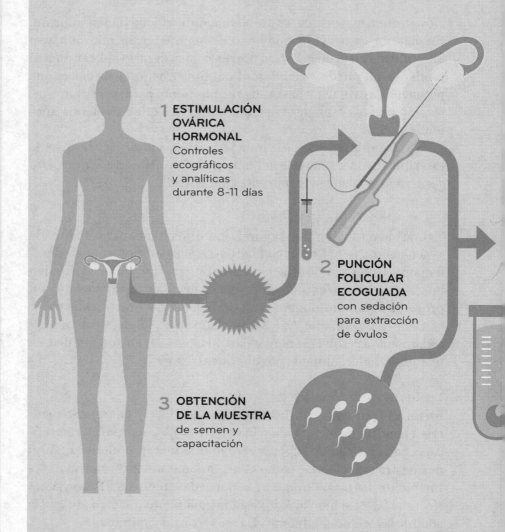

FIGURA 2. Esquema de fecundación in vitro

1 ESTIMULACIÓN OVÁRICA HORMONAL
Controles ecográficos y analíticas durante 8-11 días

2 PUNCIÓN FOLICULAR ECOGUIADA
con sedación para extracción de óvulos

3 OBTENCIÓN DE LA MUESTRA
de semen y capacitación

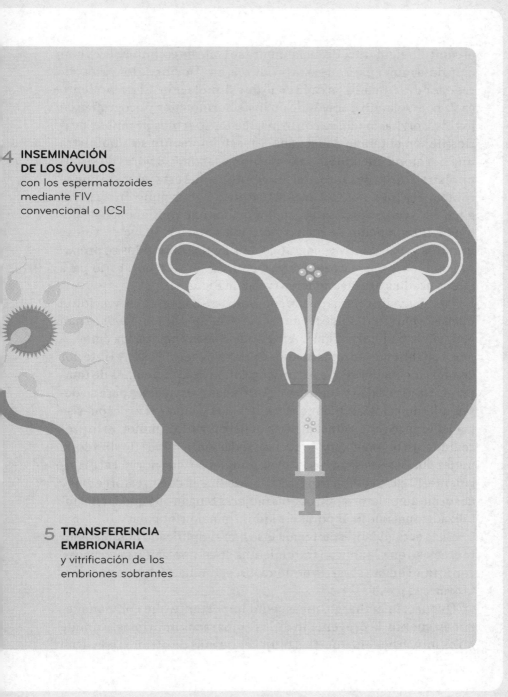

4 **INSEMINACIÓN DE LOS ÓVULOS**
con los espermatozoides mediante FIV convencional o ICSI

5 **TRANSFERENCIA EMBRIONARIA**
y vitrificación de los embriones sobrantes

el capítulo siguiente. Esencialmente se trata de estimular la ovulación de la mujer para que esta produzca, en el mejor de los casos, alrededor de 10 óvulos en cada ciclo de estimulación. El tratamiento se va controlando a través de análisis hormonales y ecografías de los ovarios, hasta que se confirma que los folículos de ambos ovarios tienen el tamaño adecuado. En este momento se administra una hormona que induce la ovulación a las 36-38 horas de su administración. Justo antes del momento en que está previsto que se rompan los folículos (ovulación), se efectúa una punción transvaginal de los mismos para aspirar los óvulos que contienen. Esta pequeña intervención se realiza con una sedación suave de veinte minutos y bajo control ecográfico. Los óvulos obtenidos se preparan con los espermatozoides y se cultivan en el laboratorio para que se produzca la fecundación (véase la Figura 2).

Pasadas veinte horas puede comprobarse con una observación al microscopio si ha habido fecundación y cuántos de los óvulos se han fecundado con normalidad. A partir de este momento, los embriones se mantienen en unos medios de cultivo especiales en el interior de unos incubadores que les proporcionan las condiciones de temperatura, oscuridad y concentración de gases esenciales para su desarrollo inicial. Habitualmente, entre dos y cinco días después se transfieren los embriones al interior del útero de la mujer. Este procedimiento es indoloro y no precisa sedación. Una vez finalizado, la mujer puede regresar a casa y reemprender su vida normal al día siguiente. El ciclo completo de la FIV se realiza en doce o catorce días y de forma ambulatoria, sin que las mujeres tengan que quedar hospitalizadas más que unas horas el día de la punción folicular.

En la actualidad, estas técnicas se han simplificado notablemente gracias a que se aplican tratamientos de estimulación más suaves, con lo que se evita el riesgo de una sobreestimulación y una respuesta ovárica excesiva.

Queda, sin embargo, un aspecto importante que conviene tener en cuenta: la prevención de los embarazos múltiples. Aunque no es muy frecuente que las mujeres de más de 40 años consigan muchos embriones, si se dispone de tres o más embriones, lo aconsejable es transferir dos o, muy excepcionalmente, tres al útero y congelar los restantes para futuras transferencias, dados los buenos resultados de los programas de congelación embrionaria.

A pesar de que las tasas de embarazo aumentan, es habitual fracasar en algunos intentos de fecundación in vitro. En estos casos lo mejor es que las mujeres sigan con el tratamiento mientras las posibilidades de éxito sean razonablemente altas. Si tras haber recibido diversas transferencias (más de cinco embriones en total) no se ha logrado el embarazo, hay que reevaluar el caso y plantearse las distintas alternativas existentes.

Estas técnicas dan peores resultados cuando las mujeres que desean quedarse embarazadas tienen una edad más avanzada. No obstante, siguen siendo muchas las mujeres que solicitan el tratamiento incluso conociendo las bajas posibilidades de éxito de una FIV con sus propios óvulos. Todas ellas desean intentarlo antes de pasar a un programa de donación de óvulos.

Es evidente que recurrir a una donación anónima de óvulos es la última alternativa que le quedará a una mujer de edad avanzada que ha visto fracasar varios intentos de FIV con sus propios óvulos. La donación de óvulos es un procedimiento legal en nuestro país, muy sencillo y con unas posibilidades de éxito muy altas, ya que es frecuente lograr tasas de embarazo superiores al 50 %. La razón que explica estos excelentes resultados no es otra que la edad de las donantes, que de acuerdo a la legislación española debe ser de entre 18 y 35 años.

Congelación (vitrificación) de óvulos por razones no médicas

A modo de recomendación, a las mujeres que por cualquier razón no pueden plantearse un embarazo a la edad fisiológicamente más adecuada (antes de los 38 años) les diría que piensen en la posibilidad de congelar sus óvulos para poder utilizarlos cuando se den las circunstancias favorables para afrontar una gestación.

La preservación de la fertilidad por razones no médicas se efectúa mediante una técnica de congelación conocida como vitrificación que permite que los óvulos soporten bien el proceso de congelación y posterior descongelación y ofrece a las mujeres la intemporalidad de su potencial reproductivo. El útero no tiene edad, y aquellos óvulos que se congelaron cuando la mujer era más joven desde el punto de vista reproductivo podrán ser inseminados sin inconvenientes años después. De esta manera es posible disponer de embriones de buena calidad para transferirlos al útero a cualquier edad, aunque no te aconsejamos un embarazo más allá de los 50 años. En este libro encontrarás un capítulo dedicado por completo a esta estrategia.

CUANDO EL EMBARAZO NO LLEGA ESPONTÁNEAMENTE: LAS TÉCNICAS DE REPRODUCCIÓN ASISTIDA

Por Carlos Dosouto

Este capítulo pretende explicar a fondo dos de las técnicas que han sido la clave del éxito de la reproducción asistida. La primera es una técnica relativamente sencilla y ampliamente utilizada desde hace varias décadas: la inseminación artificial (IA). Describiremos en qué consiste, en qué casos está indicada y cuáles son las tasas de éxito de dicha técnica en las mujeres de tu edad. A continuación, hablaremos de una técnica más compleja pero que, como verás más adelante, ofrece mejores resultados que la inseminación artificial en las mujeres que llegan a los cuarenta años: la fecundación in vitro (FIV). Expondremos de forma clara cómo funciona, por qué resulta tan útil tanto para el diagnóstico como terapéuticamente, qué fases del tratamiento son las más importantes y cuáles son sus índices de éxito. Finalmente aclararemos las dudas que las mujeres plantean en la consulta con más frecuencia. Cuanto más informada estés, menos miedos e inseguridades afrontarás y mayor será la probabilidad de éxito (de una forma u otra) del tratamiento. Sea cual sea el profesional que elijas para que te acompañe en este camino, confía en él y déjate asesorar. Quienes trabajamos en el ámbito de la reproducción asistida tenemos siempre como objetivo ayudarte a conseguir un hijo sano de la forma más efectiva y con la mayor seguridad posible para ti.

LA EVALUACIÓN INICIAL

Cuando deseas tener un hijo, pero el embarazo no llega y acudes al ginecólogo, el primer paso que dará el médico será evaluar tu estado de salud y averiguar cuál puede ser el motivo que está dificultando el embarazo. En el estudio inicial, además de hacerte un análisis sanguíneo general y una exploración física básica, es fundamental verificar la famosa «reserva ovárica».

Existen pruebas indirectas para saber aproximadamente la cantidad de ovocitos que hay en los ovarios y también cuál es la capacidad de cada mujer de responder a una estimulación hormonal. En la actualidad, los dos parámetros más utilizados para determinar estos factores son la hormona antimülleriana (AMH) y el recuento de folículos antrales (RFA).

La AMH es una hormona secretada por los folículos del ovario más pequeños, los que aún no han empezado a crecer en ningún ciclo menstrual. Proporciona una información muy fácil de interpretar, ya que cuanto más alto es el valor de esta hormona, mayor es la reserva ovárica y la capacidad de respuesta a una estimulación hormonal. Es importante recalcar que esta hormona no indica la probabilidad directa que tienes de quedarte embarazada, sino la cantidad de ovocitos presentes en tus ovarios en el momento en que se hace la prueba (no es un valor estático, sino que la cantidad de ovocitos va disminuyendo con la edad a medida que vas agotando tu reserva ovárica). La AHM tiene la particularidad de que condicionantes como el momento del ciclo, el ayuno, etc., hacen variar muy poco su nivel, por lo que se puede analizar en cualquier momento.

Por su parte, el RFA es una prueba económica y accesible. El resultado que proporciona corresponde al número de los folículos de entre 2 y 9 mm que se pueden contar en ambos ovarios, mediante una ecografía, al inicio del ciclo (aproximadamente entre el tercer y el quinto día del ciclo menstrual). Este valor nos da una idea de cómo está tu reserva ovárica y de la capacidad de respuesta de tus ovarios a una estimulación. Dicho de forma sencilla, es un reflejo de los ovocitos que están en la casilla de salida, listos para empezar a crecer si los estimulamos.

Existen otros parámetros que indican la reserva ovárica y la capacidad de respuesta, que son la hormona foliculoestimulante (FSH) y el estradiol (E2) comprobados al inicio del ciclo. Son un poco más complejos de interpretar, y sus valores fluctúan mucho más que los de la AMH o el RFA, por lo que estos dos últimos serán, seguramente, las herramientas con que se comprobará tu reserva ovárica.

Finalmente debes saber que también tenemos en cuenta la función de otros sistemas hormonales, como es el de la glándula tiroides, pues si hubiera alteraciones, estas podrían provocar cambios en el funcionamiento del ovario.

La evaluación inicial del varón, de entrada, es mucho más sencilla. Incluye un seminograma y un análisis general de salud. En este caso sí que disponemos de una muestra directa del gameto masculino. Podemos determinar el volumen de eyaculado (si es bajo hablamos de hipospermia), la cantidad total de espermatozoides o su concentración (si está disminuida hablamos de oligospermia), la movilidad (si está reducida hablamos de astenospermia) y la morfología (si está alterada hablamos de teratospermia). En una muestra de semen se pueden evaluar más parámetros, pero el análisis solo se solicita en casos, más complejos, en los que se detecta alguna alteración (vitalidad, fragmentación, etc.).

Por lo general, cuando los resultados del seminograma son normales, no es necesario solicitar ninguno más. Sin embargo, cuando los valores están alterados lo recomendable es solicitar otro como mínimo, pasadas seis semanas, y comprobar si se mantiene la alteración, ya que en algunos varones la calidad seminal es fluctuante. En caso de que se detecte alguna alteración seminal, debería solicitarse una exploración física genital por parte del andrólogo (es el médico especialista en la fertilidad del varón) y otras pruebas específicas que nos ayuden a descubrir la causa de esa alteración y cómo resolverla.

Muchos hombres se muestran reacios a someterse a pruebas diagnósticas, y cabe destacar que en aproximadamente un 20 o un 25 % de las parejas con problemas de fertilidad, la causa está en el factor masculino, así que vale la pena animarlos a participar en el proceso y a colaborar con la causa. A menudo los hombres aducen un embarazo espontáneo con otra pareja en el pasado para afirmar que ellos «no son el problema». Pues bien, si tu pareja es de los que se hace el remolón, explícale que la calidad seminal puede variar a lo largo del tiempo, que no es algo inamovible.

En efecto, la calidad seminal puede verse perjudicada por infecciones que no dan síntomas y alterada a causa de la dieta (cuando contiene pocos antioxidantes, poco pescado azul y verduras y un exceso de café o chocolate) y los hábitos de vida (son contraproducentes el tabaquismo, la obesidad, el deporte extremo, etc.). Es decir, el estilo de vida de los hombres tiene consecuencias en la calidad de su semen. De todos modos, cuando se corrigen estos hábitos de vida, a menudo no se ven grandes cambios y sigue siendo precisa nuestra ayuda. No esperes mejoras inmediatas en la calidad seminal: deberán pasar al menos de 90 a 120 días para poder percibirlos, que es lo que tarda la espermatogénesis completa.

En resumen, la evaluación inicial sirve para hacer una fotografía de la pareja y determinar cuál es el problema principal. Los datos que se tienen en cuenta, por encima de todo, son el tiempo de esterilidad, es decir, el tiempo que la pareja lleva buscando el embarazo sin conseguirlo, la edad de la mujer, el factor principal de esterilidad y si se han hecho o no tratamientos previos (no hay mejor prueba diagnóstica que haber realizado una técnica de reproducción asistida previamente, ya que esto proporciona mucha información importante).

LA INSEMINACIÓN ARTIFICIAL

La inseminación artificial (IA) es una técnica que consiste en depositar de forma artificial espermatozoides en el aparato reproductor femenino.

Tipos de inseminación artificial

Existen distintos tipos de inseminación artificial, que se pueden clasificar tal como se detalla a continuación.

Según la procedencia de la muestra de semen: La muestra puede ser del cónyuge (IAC) o de un donante de semen anónimo (IAD). Suele obtenerse mediante masturbación y eyaculado, y posteriormente se procesa en el laboratorio mediante una técnica llamada «capacitación».

Según el lugar donde se deposita: Hablamos de inseminación artificial cervical cuando el semen se deposita en la zona cervical, y de inseminación artificial intrauterina cuando se deposita en el útero.

Según el tratamiento utilizado: La IA siempre se realiza alrededor del momento de la ovulación, tanto si se produce en el contexto de un ciclo natural (sin tratamiento) como dentro de un ciclo estimulado con tratamiento hormonal.

La IA cervical tiene una eficacia limitada y se aconseja en pocas ocasiones. Está indicada en el caso de las mujeres sin pareja masculina o las mujeres sin pareja menores de 35 años, así que probablemente no lo será para ti, si eres lectora de este libro. Por otro lado, la IA intrauterina (que es de la que vamos a hablar durante todo este capítulo) se realiza mediante un catéter o guía, con el que se deposita

FIGURA 3. Inseminación artificial (IA) intrauterina

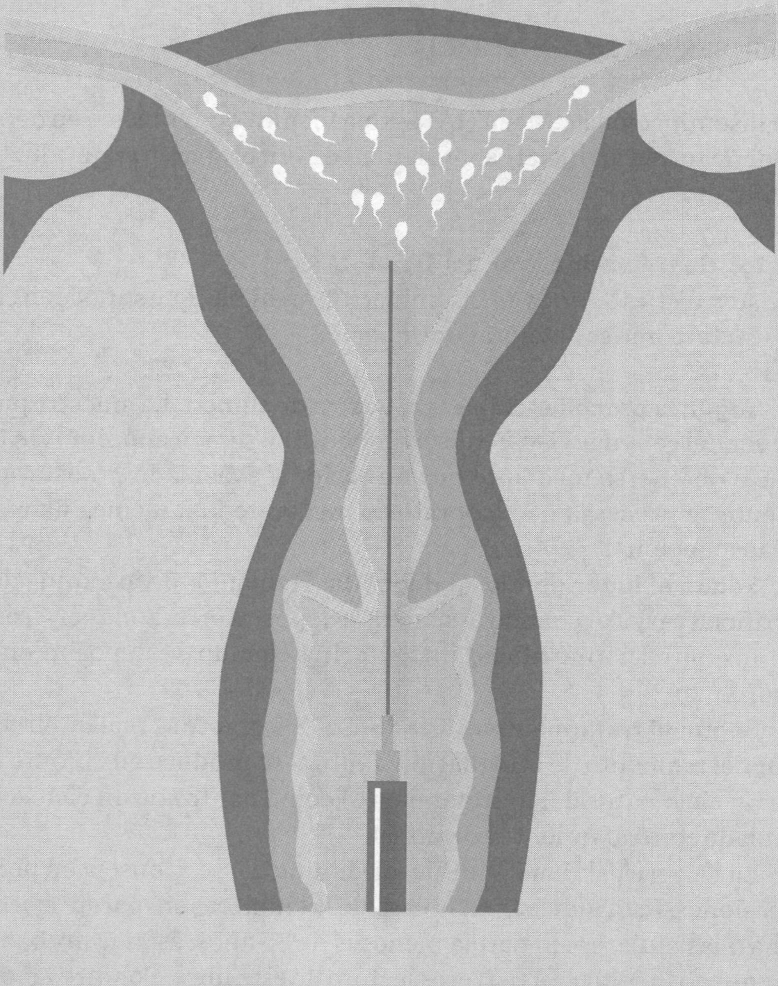

Fuente: Elaboración propia

la muestra dentro del útero para impregnar las trompas de Falopio de espermatozoides móviles, lo cual permite alcanzar mayor probabilidad de embarazo.

La IA es una técnica ampliamente utilizada en mujeres jóvenes y la mayor parte de los centros la realizan, con un coste económico relativamente bajo comparado con el de otras técnicas. Aun así, su aplicación exige unos requisitos mínimos, que son los siguientes: que se obtenga una cantidad mínima de un millón de espermatozoides en la muestra que se va a inseminar (tras la capacitación) y que la paciente tenga al menos una de las trompas de Falopio permeable.

Indicaciones frecuentes de la IA

Existen diversas situaciones en que realizar una IA es lo más adecuado. A continuación, detallamos los trastornos que se pueden tratar con la IA:

Esterilidad de origen desconocido: Son aquellos casos en que ninguna de las pruebas de que disponemos para evaluar la fertilidad tanto de la mujer como del varón sale alterada. La IA puede ayudar a incrementar la probabilidad de embarazo en las parejas en que la mujer tiene menos de 38 años, pero su efectividad en mujeres mayores de 40 años es baja.

Trastornos de la ovulación: Se dan cuando por algún motivo la mujer no ovula de forma regular y eso se traduce en menstruaciones irregulares o ausencia de menstruaciones. Las causas pueden ser muchas, pero algunas de las más frecuentes son el síndrome de ovario poliquístico, amenorrea hipotalámica debida al estrés, a un peso demasiado bajo, a la práctica excesiva de deporte, a la toma de psicofármacos (antipsicóticos y otros), etc.

En muchas ocasiones quienes sufren alteraciones menstruales son mujeres que han dejado de tomar anticonceptivos. Estos casos precisan un tratamiento hormonal para estimular la actividad del ovario e inducir la ovulación en el momento preciso. Su pronóstico es uno de los más favorables en general, y en especial cuando las mu-

FIGURA 4. Test de ovulación

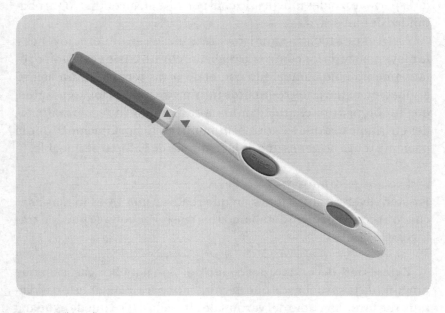

Fuente: Wikimedia

jeres tienen menos de 38 años y el hombre no padece ningún problema. Si el problema de la pareja es únicamente una ausencia de ovulación, aunque la mujer tenga más de 38 años se acepta empezar el tratamiento con la IA, pero no se aconseja insistir con más de tres o cuatro ciclos. En caso de que la IA no dé resultados, se recomienda continuar con la FIV.

Factor cervical: En este trastorno el paso de los espermatozoides a través del canal cervical (cuello del útero) es dificultoso (por alteraciones en la interacción del semen con el moco cervical) o resulta imposible sin ayuda médica (debido a la amputación cervical por cáncer, a la radioterapia cervical o a una malformación congénita, entre otras causas). En estas situaciones, depositar una muestra de semen capacitada en el útero con la ayuda de un catéter o una guía a través del canal cervical es una maniobra que puede conseguir un embarazo siempre que el factor cervical sea el único problema de la pareja.

Dificultad para depositar semen en la vagina: Los motivos de esta circunstancia pueden ser diversos, si bien entre ellos destacan los siguientes: dispareunia (dolor al mantener relaciones sexuales y, por tanto, dificultad para la penetración completa), vaginismo, disfunción eréctil, eyaculación precoz y eyaculación retrógrada. La IA puede ser una solución para las mujeres que la padecen, que de otra forma no podrían quedarse embarazadas. Para las que tienen más de 35 años, la IA sería la técnica escogida, pero si se trata de pacientes muy jóvenes cabe recalcar que lo ideal sería corregir el problema que está impidiendo mantener unas relaciones sexuales completas y que la IA es un recurso que tenemos cuando lo demás no ha resultado.

Endometriosis leve: La endometriosis es una enfermedad compleja, con múltiples causas y de difícil tratamiento. Se caracteriza por la presencia de tejido endometrial (el tejido que tapiza la cara interna del útero) fuera del útero, en lugares como el ovario, el intestino o la pelvis, por ejemplo. Clínicamente puede cursar con dolor, coincidiendo o no con el momento de la menstruación, o esterilidad. La IA es una posible solución en casos de endometriosis leve, pero nunca si la mujer que la padece tiene más de 40 años. Estos casos se benefician de técnicas más complejas, como la FIV, que comentaremos más adelante.

Factor masculino leve-moderado: En ocasiones ocurre que por algún motivo el análisis de la muestra de semen del cónyuge detecta algunas alteraciones no graves en la concentración, la movilidad o la morfología de los espermatozoides. Mediante la mejora de la muestra en el laboratorio de andrología, esta puede resultar óptima para una IA conyugal. Cuando el factor masculino es severo (alteraciones graves de la calidad seminal) tendremos que recurrir a una técnica más compleja, como es la FIV-ICSI (inyección espermática intracitoplasmática), de la que hablaremos más adelante. En los casos de

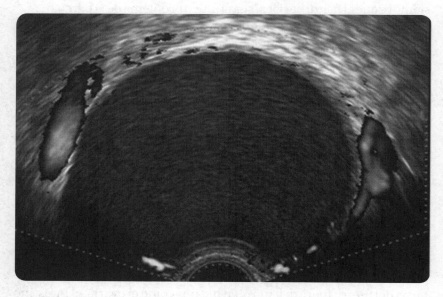

Fuente: Servicio de Diagnóstico por la Imagen, Dexeus Mujer

azoospermia (ausencia de espermatozoides en el eyaculado), será necesario recurrir a semen de un donante si finalmente se decide realizar una IA.

Mujer sin pareja masculina. Estas mujeres acuden a la consulta sencillamente en busca del gameto masculino (semen de donante) para lograr un embarazo, y recurren de forma específica a la IAD. Se trata de mujeres que no presentan esterilidad de entrada, así que *a priori* tienen mejor pronóstico que otras pacientes, siempre que las pruebas médicas y ginecológicas den resultados normales. Aun así, puesto que la edad es determinante para conseguir la gestación, la IAD en mujeres mayores de 40 años tiene unas tasas de éxito limitadas.

En líneas generales la IA se aplicará en mujeres jóvenes. En las mujeres de edad avanzada solo nos plantearemos algún ciclo de IA en el caso de no disponer del gameto masculino (o por no tener pareja o por cónyuge con azoospermia). Si existe edad avanzada y cualquier otra indicación, nos inclinaremos más hacia una fecundación in vitro como técnica de elección.

¿En qué consiste un ciclo de IA?

A continuación explicaremos a grandes rasgos qué es un ciclo de IA, teniendo en cuenta las diferencias entre la IA en ciclo natural y la IA en ciclo estimulado.

IA en ciclo natural: El primer paso es efectuar un control ecográfico alrededor del octavo o del décimo día del ciclo (el primer día del ciclo corresponde al primer día de la menstruación), con el objetivo de comprobar si existe en el ovario algún folículo en crecimiento (el folículo es una estructura más o menos esférica, llena de líquido, que presumiblemente contiene un óvulo en proceso de crecimiento y maduración) y valorar el crecimiento endometrial. A continuación, se realizan controles ecográficos diarios o cada dos días, dependiendo del tamaño de dicho folículo. Cuando se identifica un folículo que mida 17 milímetros o más, se acostumbra a hacer un análisis de orina diario para detectar el pico de una hormona llamada hormona luteinizante o LH, que es la responsable de desencadenar la ovulación. No suele ser preciso ningún análisis de sangre, aunque puede ser que tu médico te lo pida si necesita información adicional sobre tu ciclo. Sabemos que la IA debe realizarse alrededor del momento de la ovulación, que se habrá producido el día que mediante la ecografía se compruebe la desaparición del folículo dominante (aquel que dará lugar al óvulo) o el día después de que el test de LH en orina salga positivo. Tras la IA no es necesario realizar ningún tratamiento.

IA en ciclo estimulado: En este ciclo comenzarás administrándote el tratamiento hormonal a partir del tercer día del ciclo. El tratamiento se aplica mediante inyecciones subcutáneas, fáciles de poner, una vez al día (habitualmente por la tarde o la noche). Tu médico o tu enfermera te enseñarán como hacerlo, y además encontrarás tutoriales en internet que lo explican de forma muy sencilla. El primer control ecográfico suele realizarse en torno al octavo día del ciclo, y posteriormente se hacen controles sucesivos cada día o día sí día no. Si se observa el crecimiento de más de un folículo, puede ser útil hacer un análisis de sangre, ya que la respuesta hormonal nos ayuda a predecir el riesgo de embarazo múltiple (y si en tu caso el riesgo fuese alto, se cancelaría el ciclo). Cuando el folículo dominante alcanza el tamaño adecuado (entre 18 y 20 milímetros) deberás administrarte una medicación para inducir la ovulación. La IA se realizará aproximadamente a las 36 horas después de tomar dicha medicación. Después deberás seguir un tratamiento con progesterona durante unos diez días.

Las tasas de éxito de la IA

Según los datos proporcionados por la Sociedad Española de Fertilidad correspondientes a 2015, la tasa de embarazo por ciclo a partir de los 40 años fue del 10,3 %, y la tasa de niños nacidos fue del 5,4 %, si bien puede variar en función del motivo por el que se hace la inseminación artificial. En los casos en que la mujer es presumiblemente fértil y recurre a la IA porque no dispone del gameto masculino (mujeres sin pareja o con pareja femenina), la tasa de embarazo es superior. Además, hemos comprobado que los resultados en las mujeres de más de 40 años son mejores si el ciclo se hace con estimulación hormonal, de modo que es lo que recomendamos generalmente.

PREGUNTAS FRECUENTES

¿Qué me aporta la IA, en mi caso particular?

Si ya te has realizado pruebas y sabes, de las situaciones que hemos mencionado anteriormente, cuál es la tuya, verás que las tasas de éxito son discretas, pero obviamente cada paciente las puede interpretar de forma diferente. Así, algunas mujeres, con una probable tasa de éxito del 10 %, prefieren una técnica con una efectividad superior, como la FIV, mientras que otras consideran que esta tasa es razonable y desean empezar por la IA como primera línea de tratamiento.

¿Tengo que revisar el estado de mis trompas de Falopio antes de una IA?

En mujeres sin pareja masculina presumiblemente fértiles, pues no acuden por un problema de esterilidad, y que no tienen antecedentes médicos ni quirúrgicos importantes y tampoco ninguna patología tubárica, a juzgar por la ecografía, se pueden realizar uno o dos ciclos de IAD sin necesidad de comprobar el estado de las trompas. Esto es así porque en nuestro entorno la probabilidad de que las trompas estén afectas es muy baja (no así en otros entornos en los que hay más prevalencia de enfermedades de transmisión sexual que pueden comprometer la función de las mismas). Sin embargo, cuando se trata de mujeres con pareja masculina que no logran quedarse embarazadas tras un año de relaciones sexuales, sí es recomendable revisar el estado de las trompas mediante una histerosalpingografía o histerosonosalpingografía. Se trata de una radiografía de la pelvis (histerosalpingografía) o una ecografía (histerosonosalpingografía) que se realiza tras inyectar un contraste por la vagina y el cérvix que permite comprobar si existe alguna obstrucción en las trompas. En el caso de que estén obstruidas ambas trompas no se puede realizar la IA y se ha de optar por la FIV. La histerosalpingografía es una prueba un poco molesta (las mujeres siempre dicen tener un dolor «menstrual» durante unos segundos), relativamente económica y que en algunos casos resulta de mucha utilidad.

¿Es cierto que la tasa de embarazo es acumulativa y que cuantas más inseminaciones realizas más alta es?

Cuidado: la estadística es compleja y hay que saber interpretar los datos para poder tomar las decisiones de forma consciente e informada. Así que te planteamos lo siguiente: la probabilidad de que te toque la lotería si juegas una vez a la semana es x, pero ¿cuál sería si jugaras a la lotería todos los días de la semana? Aunque la probabilidad individual es la misma cada día, como es lógico, de forma global, la probabilidad será mayor si juegas a diario. Eso es, en cierta medida, lo que sucede con la IA. La probabilidad de que te quedes embarazada si realizas varias inseminaciones va subiendo; no obstante, la mayoría de los expertos aconsejan a las mujeres de hasta 35 años no hacerse más de seis inseminaciones, y a las de hasta 38 o 40 años no hacerse más de tres o cuatro. De hecho, suelen recomendar realizar directamente una FIV si la mujer es mayor de 40 años. ¿Por qué? Pues porque mientras que la lotería es un juego que depende simplemente del azar, en la inseminación influyen múltiples factores (la calidad del semen el día de la IA, la edad de la mujer, que la ovulación sea correcta, etc.) y se considera que, si la gestación no se ha conseguido al repetir el procedimiento, puede haber algún problema que esta técnica no es capaz de solventar y que requiere tratamientos más complejos, como la FIV. Por ejemplo, a veces el embarazo no se consigue porque el espermatozoide no llega a fecundar el óvulo (un proceso muy sensible y complejo que debe producirse en la trompa de Falopio). En este caso, técnicas de laboratorio como la FIV-ICSI podrían solucionar el problema. En otras ocasiones la calidad de los óvulos está alterada, una circunstancia que no es posible observar en la IA y que solo se puede diagnosticar mediante la FIV. En definitiva, existen varios motivos que hacen que la probabilidad de éxito aplicando la IA de forma repetida no sea comparable con la de jugar cada día a la lotería.

¿Qué es mejor, la IA en ciclo natural o con tratamiento hormonal?

No se trata de que sean mejores ni peores. La función de los especialistas es informarte de en qué consiste cada una y qué tasas de éxito puedes esperar. Realizar la IA en un ciclo natural requiere controlar el momento de la ovulación mediante ecografías seriadas y análisis de orina. Tiene los inconvenientes de que deberás hacerte diversos controles y que la tasa de éxito es inferior. Las ventajas, en cambio, son que permite evitar los pinchazos (la medicación para la estimulación hormonal se administra por vía subcutánea, es decir, hay que pincharse el medicamento), tiene un coste menor, no necesita tratamiento hormonal posterior y el riesgo de embarazo múltiple es extremadamente bajo.

¿Tengo que levantar las piernas y hacer reposo el día de la IA?

Rotundamente no. No está demostrado que el reposo incremente la tasa de embarazo tras una IA (ni después de la FIV, como verás más adelante) ni que elevar las piernas tenga ninguna utilidad. La IA consiste en que el ginecólogo o la ginecóloga deposite una muestra dentro del útero, así que no hay necesidad de tomar medidas físicas. La IA se realiza cuando estás ovulando, y hasta pasadas unas veinte horas no se producirá la fecundación. Luego deben transcurrir unos seis o siete días hasta que se implante el embrión en el útero, de modo que lo que hagas poco influirá en la probabilidad de embarazo.

¿Puedo tener relaciones sexuales el día de la inseminación?

El día de la IA sí que puedes tener relaciones sexuales. De hecho, hay estudios que sugieren que el orgasmo produce un aumento de la vascularización en el útero y las trompas que podría ser beneficioso.

¿Qué debo hacer después de la IA?

En líneas generales deberás hacer vida normal, aplicando el sentido común. No está indicado el reposo después de la IA porque no aporta ningún beneficio al tratamiento. Las relaciones sexuales no están contraindicadas. Si la IA ha sido en ciclo estimulado, muy probablemente deberás administrarte progesterona durante unos diez días. Evita el consumo de alcohol, tabaco y drogas y no realices ejercicio físico extremo.

¿Puede ser que tenga gemelos?

Para empezar, coloquialmente se llama «gemelos» a los hermanos procedentes de un solo óvulo que se ha dividido en dos durante el desarrollo embrionario inicial —un hecho muy poco frecuente— y «mellizos» a los que derivan de una ovulación doble, es decir, de dos óvulos que han sido fecundados por dos espermatozoides distintos. En efecto, quedarse embarazada de gemelos o mellizos dependerá del tipo de protocolo que utilicemos. Como hemos comentado, con la IA en ciclo natural tienes una probabilidad muy baja de tener mellizos y aún más baja de tener gemelos. Cuando la IA se realiza con estimulación hormonal, la probabilidad de que el embarazo sea de gemelos sigue siendo igual de baja, pero el riesgo de tener mellizos se ve incrementado. El incremento del riesgo dependerá de la respuesta de tus ovarios, es decir, del número de folículos maduros que se hayan desarrollado tras el tratamiento. El cometido del especialista será controlar tu respuesta en todo momento, con ecografías y con análisis de sangre si fuese preciso, para minimizar este riesgo. Como iremos repitiendo de forma reiterada, el objetivo es que puedas tener un hijo sano en casa, y sabemos que la gestación múltiple conlleva más complicaciones, tanto para la madre durante el embarazo y el parto como para los recién nacidos, que debemos, en la medida de lo posible, evitar.

¿Cuándo tengo que hacerme la prueba de embarazo?

Cuando el embrión se implanta en el útero se empieza a liberar en la sangre la hormona del embarazo, la beta gonadotropina coriónica humana (beta-hCG) o, simplemente, la famosa «beta». Se considera que esta hormona se comienza a detectar en la sangre a partir del día catorce después de la ovulación, y en la orina a partir del día dieciséis. No te hagas la prueba antes porque podrías obtener resultados confusos. La medicación hormonal utilizada para inducir la ovulación a veces genera falsos resultados positivos si te realizas la prueba demasiado pronto.

¿Mi embarazo es de mayor riesgo por el hecho de haberlo conseguido mediante IA?

En un embarazo el riesgo lo determinan sobre todo la edad a la cual te quedas embarazada, el número de fetos (embarazo único, gemelar, triple, etc.) y las enfermedades asociadas que puedas tener.

En resumen, la IA es una técnica sencilla indicada en casos específicos, pero cuya efectividad en mujeres mayores de 40 años es muy limitada. Así que te recomendamos que, si tienes más de 40 años, te la plantees solo si no presentas ningún antecedente de esterilidad (o tu pareja padece azoospermia) y que no insistas más de tres veces. A partir de los 40 años la técnica más efectiva es la fecundación in vitro (FIV).

LA FECUNDACIÓN IN VITRO

La FIV es una técnica de reproducción asistida que consiste en inseminar el óvulo con el espermatozoide fuera del cuerpo de la mujer, generalmente en el laboratorio (in vitro), con el objetivo de obtener embriones que puedan ser transferidos al útero de la madre. Para poder disponer de un buen número de embriones y aumentar las posibilidades de éxito de la fecundación, es preciso estimular el ovario para que se desarrollen simultáneamente varios folículos, de los que se recuperan sendos ovocitos. Con estos se generan diversos embriones, de los cuales se transfieren uno o dos al útero, mientras que los demás, si los hubiera, se conservan criopreservados.

Tipos de fecundación in vitro

Existen distintas modalidades dentro de la FIV, algunas de las cuales te explicamos a continuación:

Según la procedencia de la muestra de semen: La muestra de semen utilizada puede ser del cónyuge o de un donante de semen anónimo.

Según la técnica de inseminación que se utiliza: La FIV puede ser convencional, que se basa en depositar miles de espermatozoides móviles alrededor de un óvulo maduro y esperar a que se produzca la fecundación, o puede ser una FIV con inyección espermática intracitoplasmática (FIV-ICSI). Esta consiste en seleccionar un espermatozoide móvil y con buena morfología e inyectarlo dentro del óvulo. Se trata de una técnica de alta precisión en la que las manos expertas del biólogo adquieren una enorme importancia. Esta técnica no garantiza la fecundación al cien por cien, pero está demostrado que ayuda en los casos en que la esterilidad tiene una causa masculina. Debes tener en cuenta que la tasa de fecundación habitual con ambas técnicas se sitúa entre el 70 y el 80 %. Es decir, de cada diez ovocitos inseminados deberían fecundarse al menos siete u ocho.

Según el trato que reciban los embriones en el laboratorio: Cuando se quiere descartar los embriones afectados por una enfermedad genética concreta detectable realizamos una FIV con diagnóstico genético preimplantacional (FIV-DGP). Cuando de lo que se trata es de separar los embriones que tienen alguna anomalía cromosómica (por exceso o por defecto en el número de cromosomas) realizamos un cribado genético preimplantacional o FIV-PGS (del inglés *preimplantational genetic screening*). La causa que con más frecuencia hace necesaria la FIV-PGS es la edad avanzada de la madre.

Indicaciones frecuentes de la FIV

Existen diversos motivos por los que algunas mujeres que desean un embarazo deben recurrir a la FIV. Son los que se detallan a continuación:

Factor tubárico: Es la falta de funcionamiento de las trompas de Falopio, a causa de alguna infección de transmisión sexual (por ejemplo, las que provoca la bacteria *Chlamydia*), de una endometriosis, de una cirugía abdominal (apendicitis, peritonitis) o de una ligadura de trompas realizada en el pasado como método anticonceptivo. Las mujeres con factor tubárico, pese a ovular de manera regular y tener relaciones sexuales dirigidas, nunca podrán quedarse embarazadas de forma natural, dado que el circuito que conecta el ovario y la cavidad uterina está cortado y el óvulo no consigue desplazarse por la trompa. Por lo tanto, en estos casos el beneficio de la FIV es alto, ya que la inseminación, la fecundación y el desarrollo embrionario se llevan a cabo en el laboratorio. Las pacientes tienen buen pronóstico en general, pero nuevamente debemos contar con la edad, puesto que es la que condiciona en gran medida la probabilidad de embarazo. Uno de los casos frecuentes de factor tubárico es el de las mujeres que se realizaron una ligadura de trompas hace años, después de tener hijos con una primera pareja, y que al cabo del tiempo desean tener un hijo con una nueva pareja. Esta situación requiere una FIV, pero si la edad es muy avanzada la probabilidad de embarazo seguirá siendo baja.

Factor masculino severo: Hay parejas que tienen dificultades para concebir porque el hombre padece una alteración entre moderada y severa de la calidad seminal. Dicha alteración puede afectar la cantidad de líquido seminal (hipospermia), la cantidad de espermatozoides (oligospermia), la movilidad de los espermatozoides (astenospermia) o la morfología de los mismos (teratospermia). Cuando los resultados de las pruebas realizadas en el hombre no indican una causa de la alteración que se pueda corregir, la pareja requerirá la FIV para concebir. En algunos casos, no solo será necesaria la FIV, sino que el biólogo deberá además ayudar a que se produzca la fecundación mediante la técnica de ICSI.

FIGURA 6. Técnica de inyección espermática intracitoplasmática o ICSI Dexeus

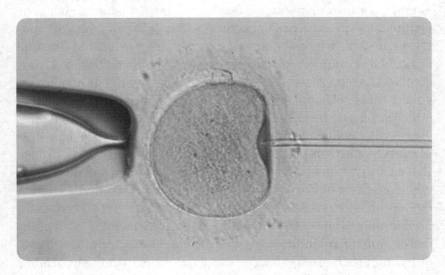

Fuente: Servicio de Medicina de la Reproducción, Departamento de Biología, Dexeus Mujer

Endometriosis moderada o severa: Como ya hemos comentado en el apartado sobre la inseminación artificial, la endometriosis es una patología que puede acarrear esterilidad. Los motivos por los que la endometriosis a veces conlleva dificultad para concebir son varios: disminución de la cantidad y calidad de los ovocitos, alteraciones anatómicas que dificultan el paso del óvulo por las trompas y alteraciones en el proceso de la implantación, entre otros. No debemos olvidar que, en definitiva, se trata de una enfermedad inflamatoria crónica. Esta condición, además, puede conducir a que la edad biológica de la mujer, en cuanto a la reproducción, sea mayor que la edad cronológica, de modo que, en la práctica, para el ginecólogo el pronóstico de una paciente de 35 años con endometriosis es parecido al de una paciente de 38 años sin endometriosis.

Edad avanzada: La edad por sí misma, como ya hemos visto, predice la probabilidad de que te quedes embarazada. A medida que pasan los años se reduce la cantidad de óvulos que quedan disponibles y disminuye la calidad de los mismos. Esto hace que la probabilidad de un embarazo espontáneo vaya decreciendo de forma progresiva, con un primer descenso evidente a los 35 años, un segundo punto de inflexión hacia los 38 años y un tercero muy acusado una vez pasados los 42 o 43 años. Por ese motivo, si acudes al ginecólogo porque no logras quedarte embarazada y ya has cumplido los 40 años, lo más probable es que te recomiende una FIV para aumentar las posibilidades de embarazo, ya que es la opción más efectiva. Seguramente, si todas las pruebas que os han hecho a ti y a tu pareja han salido bien, te preguntarás: «¿De verdad que la edad es la única razón para plantear una FIV?», y la respuesta es sí. De hecho, la edad es el factor más importante de todos.

Antecedente de preservación de la fertilidad: Cuando una mujer ha preservado óvulos en el pasado por motivos personales o por motivos médicos y acude de nuevo a la clínica porque es el momento de utilizarlos, requiere un ciclo de FIV. En otro capítulo encontrarás información detallada sobre esta cuestión.

¿En qué consiste un ciclo de FIV?

A continuación te aclaramos cómo funciona un ciclo de FIV punto por punto. Después de examinar a la pareja y determinar que el tratamiento necesario es un ciclo de FIV, los pasos que se siguen son los siguientes:

1. **Estimulación ovárica:** Ya has realizado todas las pruebas diagnósticas iniciales básicas y vas a empezar la estimulación hormonal. Existen múltiples protocolos de estimulación, así que el especialista en reproducción decidirá cuál es en principio el mejor para tu caso. Aquí te vamos a dar un breve resumen del protocolo más ampliamente empleado, el llamado «protocolo corto» o «protocolo de antagonistas». El ciclo suele empezar a partir del segundo o tercer día del ciclo menstrual, tanto si este es espontáneo como si es inducido con anticoncepción hormonal. Por lo general se realiza una ecografía vaginal para comprobar que aún no hay actividad ovárica, es decir, que no se observen quistes ni ningún folículo ya en crecimiento de forma natural. A partir de aquí empezarás a administrarte una medicación hormonal subcutánea (habitualmente en la zona de alrededor del ombligo) cada noche durante unos cinco días. En estos días iniciales no será preciso que vengas a realizar controles. A continuación, el especialista comenzará a evaluar la respuesta de tus ovarios mediante ecografías y/o una analítica hormonal. La respuesta de los ovarios se mide observando cuántos folículos van creciendo en cada ovario. En función del número y del tamaño de estos folículos, el médico decidirá con qué medicación debes continuar el proceso. Aproximadamente a partir del primer o segundo control, añadirás al tratamiento otra medicación (el «antagonista») que sirve para impedir que se produzca una ovulación espontánea y tener el ciclo menstrual muy bien controlado. Cuando lleves alrededor de ocho o diez días con este tratamiento, y cuando haya entre uno y tres folículos que midan de 18 a 20 milímetros, tendrás que tomar otro medicamento (la «descarga ovulatoria») que hará que los óvulos maduren, se despeguen de la pared del folículo y puedan ser extraídos

en el momento preciso, que es a las 36 horas de la administración de la descarga ovulatoria. Este es un momento decisivo en el tratamiento ya que de nada sirve haber hecho correctamente la estimulación si no se produce una maduración correcta de los óvulos.

2. Punción folicular: La punción folicular se realiza por vía transvaginal, guiada por ecografía, y habitualmente con una sedación (anestesia general pero superficial). El especialista va puncionando uno a uno los folículos y, mediante un sistema de aspiración, obtiene el líquido folicular, que será entregado de inmediato al laboratorio de FIV. El biólogo revisará este líquido en el microscopio con el fin de recuperar los óvulos y valorar eventualmente la morfología y el grado de madurez de los mismos. La punción folicular es un procedimiento muy estandarizado y que conlleva pocos riesgos. La recuperación es rápida. De hecho, la mayoría de las pacientes acuden al trabajo o a clase al día siguiente sin problema. Únicamente deberás adoptar algunas medidas, como tomar algún analgésico, evitar baños de inmersión y no usar tampones, la semana posterior a la punción, eso es todo.

3. Inseminación convencional o mediante ICSI: Cuando tenemos tus ovocitos en el laboratorio debemos inseminarlos en un periodo de tiempo muy concreto. El modo de inseminarlos dependerá de distintas variables, entre ellas, el tiempo de esterilidad, si existe un factor masculino o no y los resultados obtenidos en tratamientos previos, en caso de que se haya realizado alguno. En términos generales, debes saber que la inseminación convencional se realiza en los casos de mejor pronóstico, y consiste en depositar miles de espermatozoides móviles alrededor de un ovocito maduro y esperar a que se produzca la fecundación. La inseminación mediante ICSI requiere la mano experta de un biólogo, que seleccionará un espermatozoide móvil y con buena morfología y lo inyectará con una micropipeta en el interior del ovocito. Es importante recalcar que realizar ICSI no es garantía de que se producirá la fecundación.

4. La fecundación: Cuando han pasado aproximadamente diecinueve o veinte horas tras la inseminación, el biólogo observa si se ven dos pronúcleos y se ha producido la expulsión del llamado segundo corpúsculo polar, es decir, si se ha producido la fecundación. Este día los responsables de tu proceso se pondrán en contacto contigo para informarte de los resultados de fecundación. Se considera correcta una fecundación del al menos un 70 o un 80 %. Es decir, siete u ocho óvulos fecundados de cada diez óvulos inseminados. Valores por debajo de estos se consideran peores, y pueden ser debidos a alteraciones más graves de los gametos (del espermatozoide o del ovocito).

5. Evolución embrionaria: A partir del momento de la fecundación, los biólogos mantienen estos preembriones en un cultivo que les ofrece unas condiciones de temperatura, concentración de oxígeno, etc., lo más parecidas posible a las que tendrían dentro del útero. Para ello disponen de incubadores específicos y de tecnología crucial para el éxito del proceso. En este sentido, recientemente se han desarrollado incubadores que incorporan la tecnología *time lapse*. Se trata de incubadores que tienen medios de cultivo que no necesitan ser cambiados durante todo el desarrollo del embrión, que mantienen unas condiciones óptimas y constantes (sin fluctuaciones) y que captan múltiples imágenes seriadas (fotogramas) del embrión. Esto permite al biólogo observar la dinámica que adopta el embrión para su desarrollo. Sabemos que existen una serie de procesos embrionarios que requieren un tiempo concreto para producirse. El hecho de que ocurran demasiado pronto o demasiado tarde podría ser un factor de mal pronóstico. Además, durante el desarrollo embrionario, el biólogo evalúa diferentes parámetros, tales como la simetría celular, el ritmo de división celular y si existe o no fragmentación celular. Así, puede dar una valoración a cada embrión, el llamado «*score* embrionario». Existen distintas clasificaciones, pero la más conocida es la internacional, que agrupa a los embriones en las categorías A, B, C o D, según sea su calidad, de mejor a peor. No te agobies demasiado por la calidad embrionaria, pues no predice si tu hijo estará sano o no, sino que pretende calcular la probabilidad de que se produzca la implantación, es decir, de que te quedes embarazada.

Hasta no hace mucho la transferencia de embriones se realizaba como máximo en el tercer día de desarrollo embrionario. Recientemente, ciertas innovaciones en los laboratorios de embriología han permitido que se puedan cultivar los embriones hasta fases más avanzadas del desarrollo (estadio de blastocisto). El hecho de esperar más días hace que podamos obtener más información del embrión y aumente nuestra capacidad para seleccionar el que tiene más probabilidad de dar lugar a un embarazo. Esto también nos da la opción de aplicar más a menudo la política de transferir solo un embrión (llamada en inglés *single embryo transfer* o SET) y disminuir el riesgo de embarazo múltiple. Como ocurre en todas las técnicas, no se sabe si el cultivo del embrión hasta que se transforma en blastocisto está exento de riesgos. De momento parece que es seguro, pero deberás sopesar con tu especialista los pros y los contras de realizar la transferencia el tercer o el quinto día. Existen otros mecanismos de selección embrionaria, como el cribado genético preimplantacional, del que ya hemos hablado y que explicaremos con más detalle al final de este capítulo.

En este punto, nos gustaría hacer hincapié en la importancia del laboratorio de embriología. Los ciclos de FIV-ICSI tienen un elevado coste, debido sobre todo a la tecnología que se emplea. Así, si el laboratorio dispone de biólogos altamente cualificados, medios de cultivo de la máxima calidad y material e incubadores de última generación, es inevitable que el precio del ciclo aumente. Algunos pequeños cambios en los protocolos del laboratorio pueden dar lugar a grandes cambios en cuanto a resultados clínicos, por lo que cabe destacar la gran responsabilidad del equipo de biología en las tasas de éxito.

6. Transferencia embrionaria: La transferencia embrionaria (TE) es el procedimiento que consiste en depositar, mediante un catéter, los embriones en el útero. Es un procedimiento sencillo, indoloro y ambulatorio. Se realiza en posición de litotomía dorsal (la misma que adoptas para hacerte la revisión ginecológica) y habitualmente de forma eco-guiada (con una ecografía de la zona abdominal para orientarse). Normalmente se aconseja a las mujeres que acudan con la vejiga llena, ya que esto contribuye a que el útero se coloque en una posición más favorable y a que este se visualice mejor en la ecografía, lo cual facilita el procedimiento. La TE debe realizarse de la manera menos traumática posible, en un ambiente agradable y con una temperatura confortable, usando un catéter suave y causando el mínimo dolor posible a la mujer. Está demostrado que cuanto mayor es la complejidad y la dificultad de la TE, y mayor es el malestar generado, menor es la tasa de embarazo, por lo que acude a la cita lo más tranquila posible. La TE no acostumbra a durar más de cinco minutos, y no es necesario hacer reposo después, aunque seguramente te recomendarán que descanses unos cinco o diez minutos antes de irte del centro.

7. **Congelación de embriones excedentes:** Si después de realizar la TE quedan embriones excedentes aptos para congelar y has dado tu autorización para que así se proceda, estos embriones se conservarán mediante un proceso llamado «vitrificación». Se trata de una técnica de congelación ultrarrápida, que evita que se formen cristales de hielo, gracias a la cual hoy en día es posible obtener excelentes resultados en los ciclos de criotransferencia (transferencia de embriones congelados), como te explicaremos más adelante.

8. **La «beta espera»:** Es el intervalo de tiempo que transcurre entre que se realiza la TE y se obtiene el resultado del análisis que detectará la beta gonadotropina coriónica humana (beta-hCG) en la sangre de la futura madre. Esta hormona es liberada por el corion (lo que luego será la placenta) a la sangre de la madre cuando se produce la implantación. Suelen ser unos días difíciles, en los que se experimenta cierto grado de ansiedad esperando el resultado, y de muchas preocupaciones, dudas y sentimiento de culpabilidad. Limítate a seguir las recomendaciones que te dé tu ginecólogo, que serán, básicamente, continuar tomando la medicación (por lo general, el tratamiento con progesterona) y tener sentido común. No te hagas el test de embarazo en orina antes de tiempo, pues los tratamientos aplicados durante el ciclo de FIV pueden provocar resultados positivos falsos. Tampoco te fíes de los síntomas que quizá tengas, tales

como dolor mamario, náuseas, dolor pélvico o alguna pequeña pérdida de sangre por vía vaginal. Pueden estar relacionados con el tratamiento hormonal, por lo tanto lo único que harían sería confundirte y llevarte a sacar conclusiones erróneas. De hecho, hay mujeres que tienen muchos de estos síntomas sin estar embarazadas, y viceversa. La beta-hCG se detecta en la sangre a los catorce días de la extracción de los óvulos, o sea, once días después de la TE si esta se ha hecho el tercer día de desarrollo embrionario, o nueve días después de la TE si se ha hecho en estadio de blastocisto.

9. La beta: Ha llegado el día más esperado, el día de la extracción de sangre para determinar si hay beta-hCG. No hace falta que ayunes ni te prepares de ningún modo: lo que hagas ese día poco afectará a tus probabilidades de éxito, ya que si estás embarazada, lo estás desde hace días, y hoy simplemente puedes confirmarlo. El resultado del análisis es bastante fácil de interpretar: si el nivel de beta-hCG

FIGURA 7. Test de embarazo en la orina

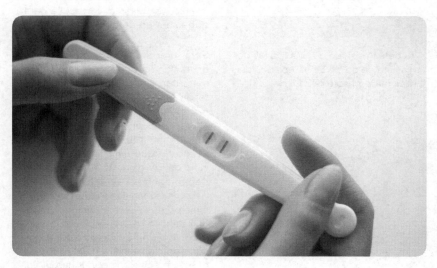

Fuente: Thinkstock

---

está por encima de las 100 UI (Unidades Internacionales), estás embarazada; si está por debajo de las 5 UI, no lo estás. Los valores intermedios indican que es posible que el embrión se haya implantado, pero que se requieran análisis posteriores para ver la evolución. Lo normal es que la cantidad de beta-hCG se doble cada 48 o 72 horas.

A continuación te explicamos tres supuestos casos para que sepas cómo interpretar los datos.

SITUACIÓN	INTERPRETACIÓN
Tu beta inicial fue de 45 UI; pasados dos días aumentó a 92 UI, y otros dos días más tarde era de 265 UI.	La evolución es correcta. Seguirás el tratamiento y te harán una ecografía una vez transcurridas dos semanas aproximadamente.
Tu beta inicial fue de 85 UI; dos días después era de 60 UI, y cuatro días más tarde, de 3 UI.	La evolución es descendente y no hay embarazo evolutivo. Te recomendarán dejar la medicación. Menstruarás y acudirás a la consulta para que estudien de nuevo tu caso.
Tu beta inicial fue de 57 UI; a los dos días era de de 86 UI, y otros dos días más tarde pasó a 102 UI.	Será preciso indagar si hay una gestación fuera de lugar (gestación extrauterina o GEU). La mayor parte de las GEU se producen en la trompa de Falopio, y son debidas a alteraciones en la anatomía o en el funcionamiento de las trompas. El riesgo de que esto suceda tras un ciclo de FIV es del 3 %. Las GEU se deben controlar de forma rigurosa, y si evolucionan tienen que interrumpirse porque puede haber sangrado. El tratamiento será médico o quirúrgico, si bien hay casos que se resuelven de manera espontánea y que no precisan ningún tratamiento.

10. La ecografía: A las dos o tres semanas después de que la beta-hCG haya confirmado la gestación, te realizarán una ecografía transvaginal que nos dará información muy importante. Estarás entre las semanas 5 y 6 de embarazo (en ginecología contamos la edad gestacional a partir de la fecha de la última regla teórica; sí, te parecerá increíble enterarte de esto ahora, pero para los médicos el embarazo tiene una duración de diez meses, y no de nueve como se dice popularmente). Por un lado esta ecografía servirá para confirmar que se trata de una gestación intrauterina; por otro lado, se empleará para ver si es una gestación única o gemelar, y finalmente nos ayudará a comprobar si esta evoluciona correctamente. En efecto, sabemos qué estructuras deberíamos ver en cada momento del embarazo. Así, en la semana 4 se observa que hay un saco gestacional; en la semana 5, una vesícula vitelina en el interior de dicho saco; en la semana 6, un embrión, y en la semana 7, el embrión con latido cardiaco. Estas referencias, sin embargo, son aproximadas y las fechas pueden fluctuar más o menos una semana, con lo que raramente los especialistas sacan conclusiones definitivas de una sola ecografía. Por ese motivo, si no se ve claro, se acostumbra a realizar otra ecografía al cabo de una o dos semanas para poder comparar y confirmar la evolución.

Las tasas de éxito de la FIV

Los resultados de los ciclos de FIV obviamente dependerán de las características individuales de las pacientes y de muchas variables, pero el factor que más contribuye al éxito es, sin lugar a dudas, la edad de la mujer.

Para valorar el éxito se tiene en cuenta que se produzca un embarazo, que no haya un aborto y que la mujer dé a luz un niño vivo. Así, según el último registro de la Sociedad Española de Fertilidad, en 2015, la tasa de gestación por ciclo de FIV en fresco en mujeres mayores de 40 años fue del 14,7 %, y la tasa de gestación por transferencia fue del 22,4 %. La tasa de niño nacido (tasa de parto) por transferencia fue del 12,2 % en este mismo grupo de mujeres.

Existe una tendencia frecuente a que expresemos las tasas de éxito de forma «acumulada», es decir, teniendo en cuenta los resultados del ciclo en fresco y los de las transferencias de los embriones congelados, si los hubiera. Este dato nos da una mayor aproximación al rendimiento real de un ciclo de FIV.

Riesgos de la FIV

La FIV es una técnica segura y ampliamente utilizada; no obstante, conlleva ciertos riesgos, que debes conocer.

Riesgos derivados de la estimulación ovárica: El principal riesgo de esta fase es el desarrollo del síndrome de hiperestimulación ovárica, un trastorno que puede aparecer cuando la respuesta ovárica es excesivamente elevada. En la grandísima mayoría de las ocasiones, este síndrome se relaciona con la administración de una medicación específica para conseguir la descarga ovulatoria (hormona gonadotropina coriónica, rhCG) o con el embarazo posterior. En algunos casos puede ser grave, pero en la actualidad existen medidas para evitarlo, tales como ajustar bien las dosis de la estimulación para evitar estas respuestas exageradas, desencadenar la ovulación con un fármaco alternativo al rhCG y evitar el embarazo en ese ciclo, congelando los embriones y haciendo una transferencia diferida.

Riesgos derivados de la punción folicular: En líneas generales, los riesgos son bajos pero no nulos (se sitúan en torno al 0,3 %). Algunos de ellos son la reacción adversa a la medicación anestésica, la infección, el sangrado, la lesión en algún órgano pélvico o la torsión de ovario. El especialista estará atento para confirmar que presentas una correcta evolución postoperatoria y, si no es así, actuará para resolver el problema.

Riesgos obstétricos y perinatales: Los embarazos conseguidos con los ciclos de FIV conllevan un riesgo relativo discretamente más elevado que el de los embarazos espontáneos. Se cree que esto puede deberse a varios motivos. Uno de ellos es el hecho de que se trata de un proceso sometido a la manipulación técnica del laboratorio; otro, la circunstancia de que se realiza en parejas que han tenido previamente dificultades para lograr el embarazo, de modo que la misma causa de la esterilidad podría ser lo que aumenta los riesgos obstétricos y perinatales. En los ciclos de FIV, la transferencia de embriones en fresco se ha relacionado con una tasa de prematuridad más alta y un peso menor de los niños al nacer; en cambio, esto no ocurre cuando se transfieren embriones congelados (más adelante encontrarás información sobre esta cuestión).

A parte del riesgo derivado de la propia técnica, es preciso recalcar que en un embarazo el riesgo lo determina sobre todo la edad a la cual te quedas embarazada, el número de fetos (embarazo único, gemelar, triple, etc.) y las enfermedades asociadas que puedas tener. Así, tomando en cuenta estos factores, como ejemplos extremos del riesgo tendríamos los siguientes casos: el embarazo de una mujer joven (de menos de 38 años) y sin enfermedades asociadas, con un solo feto, sería de bajo riesgo; por el contrario, el embarazo de una mujer mayor de 38 o 40 años que padece obesidad, diabetes o hipertensión arterial, y que espera gemelos, sería de alto riesgo. El mero hecho de que tengas más de 40 años incrementa en cierta manera el «riesgo» de base.

¿Qué respuesta ovárica es la deseable en un ciclo de FIV?
¿Qué es normal que suceda tras la recuperación de ovocitos?
A diferencia de la IA, la FIV no pretende que ovules de forma parecida a un ciclo natural; de hecho en esta técnica se realiza una estimulación ovárica controlada para obtener un número mucho mayor de óvulos (se considera normal recuperar entre 10-14 óvulos). El motivo es que la posibilidad de conseguir embriones de buena calidad va disminuyendo durante el ciclo. Por ejemplo, supongamos que a una mujer se le extraen nueve óvulos, de los cuales siete son maduros; de estos se fecundan cinco, y tres de ellos evolucionan y se convierten en embriones, pero solo dos son de calidad suficiente, de modo que de los nueve óvulos iniciales se han obtenido dos embriones que pueden ser transferidos o criopreservados. De alguna forma, aunque tomemos todas las medidas para que el ciclo funcione bien, la FIV no solo es una técnica de tratamiento, sino que es también una herramienta diagnóstica, ya que, si en alguna de las distintas etapas se observa una pérdida de eficacia mayor a la esperada, se pone de manifiesto cuál puede ser el problema de la pareja.

¿Sabré pincharme? ¿Habrá muchos efectos secundarios?
Habitualmente te administrarás tú sola la medicación, o lo hará tu pareja o quien tú quieras, sin necesidad de ningún especialista. Los efectos secundarios suelen ser mínimos, pero incluyen cefalea leve, molestias mamarias, dolor de tipo menstrual leve y labilidad emocional. En cuanto a la labilidad emocional, influye la susceptibilidad individual de cada mujer, pues algunas notan cambios y otras no.

¿Puedo hacer vida normal durante la estimulación hormonal?
¿Y después de la punción?
Sí. Durante la primera semana de tratamiento hormonal los síntomas suelen ser leves y bastante bien tolerados, por lo que no deberían impedir que realices tus actividades diarias (trabajar, hacer

deporte, etc.). Te recomendamos que dos o tres días antes de la punción no hagas deporte intenso ni tengas relaciones sexuales con penetración, simplemente porque en este momento tus ovarios habrán aumentado mucho de tamaño y podrían molestarte. Por lo demás, no hará falta que cambies demasiado tu rutina.

El día de la punción folicular (extracción de ovocitos) es el único día que tendrás que hacer reposo, es decir, coger la baja laboral si estás trabajando, ausentarte de tus estudios o posponer tus compromisos. Te encontrarás bien enseguida, y aconsejamos el reposo solo porque la mayor parte de las complicaciones derivadas de la punción se producen en las primeras doce horas y porque la medicación empleada para la sedación anestésica puede hacer que te sientas un poco mareada al principio, así que es mejor descansar ese día. Habitualmente se recomienda evitar las relaciones sexuales y los baños de inmersión las semana posterior a la punción para evitar infecciones (la punción se realiza a través de la vagina).

¿Qué puedo hacer después de la transferencia?

Después de la transferencia es bueno orinar y sentirse cómoda. Contrariamente a lo que dicen las creencias populares, el reposo absoluto los días siguientes a la TE no aporta ningún beneficio, es más, incluso podría llegar a ser perjudicial. Algunas mujeres piensan que el útero es una cavidad hueca y que el embrión se podría «caer» si se ponen de pie o van al baño. Eso no es así. El útero tiene una cavidad virtual (la cavidad endometrial), con las paredes colapsadas y en contacto entre ellas. Al depositar el embrión en el útero, este se mueve libremente por la cavidad hasta que encuentra el lugar idóneo para iniciar la implantación. Esto sucede aproximadamente a los siete días de desarrollo embrionario, es decir, no sucede justo el día de la TE. Así que quítate presión y responsabilidad. La probabilidad de embarazo dependerá en su mayor parte de la calidad del embrión y del endometrio, y no de la actividad que realices. Sigue con el tratamiento que te han prescrito y no pienses en exceso. Esta fase del ciclo, la fase de implantación, es en la que quedan más cosas por descubrir y controlar. Hasta ahora los especialistas hemos sido capaces de generar en el laboratorio unas condiciones excelentes para cultivar embriones, pero todo lo referente al fenómeno de la implantación, a la receptividad del endometrio y al «diálogo» entre el útero y el embrión está aún en fase de investigación y tiene escasa aplicación en la práctica clínica.

¿Hasta cuándo debo mantener la medicación hormonal si me he quedado embarazada?

Sigue las recomendaciones de tu ginecólogo o ginecóloga, ya que la duración del tratamiento hormonal dependerá del tratamiento previo que hayas realizado. En los ciclos de FIV en fresco lo normal es seguir un tratamiento con progesterona, que deberás prolongar al menos hasta la semana 6 o 7 de embarazo (dos o tres semanas después de la prueba de la beta-hCG). En los ciclos de criotransferencia sustituidos con tratamiento hormonal (véase el próximo apartado), tendrás que administrarte estrógenos y progesterona hasta al menos la semana 8 (un mes después de la beta-hCG). En muchos centros el tratamiento se alarga hasta la semana 10 de embarazo, aunque no está suficientemente demostrado que eso sea necesario. Las transferencias en ciclo natural no requieren tratamiento hormonal.

Otras técnicas asociadas a la FIV

Transferencia de embriones congelados (criotransferencia o CT): Cuando un ciclo de FIV en fresco no da resultados, pero deja un excedente de embriones que se han vitrificado, existe una probabilidad acumulada de embarazo mayor, ya que se pueden realizar más intentos (más TE) *a posteriori* e incrementar la probabilidad de embarazo derivada de la primera estimulación hormonal. Si haces un ciclo de criotransferencia, seguramente no tendrás que volver a pincharte, bastará con que te prepares con un tratamiento hormonal (con pastillas, parches u óvulos) o incluso podrás aprovechar un ciclo natural. Los especialistas se encargan de coordinar a tu endometrio con la fase en la que vitrificamos a tu embrión. Así, cuando llega el momento preciso lo desvitrificamos, observamos cómo está después del proceso y lo transferimos. Las tasas de supervivencia a la desvitrificación son de entre el 80 y el 85 % cuando los embriones se vitrificaron el tercer día de desarrollo embrionario, y de un 90 o un 95 % si se vitrificaron en estadio de blastocisto. No pienses que por transferir embriones congelados tus probabilidades de éxito serán menores. De hecho, algunos estudios recientes sugieren que el endometrio está más receptivo cuando no ha sido hiperestimulado (como en el ciclo de FIV). La criotransferencia no parece comportar riesgos importantes para el futuro bebé. De hecho, al parecer la tasa de prematuridad es menor en los niños fecundados en un ciclo de criotransferencia, y además estos nacen con más peso.

Diagnóstico o cribado genético preimplantacional: En algunos casos se analizan genéticamente los embriones antes de transferirlos al útero. Como ya hemos comentado, este proceso se llama diagnóstico genético preimplantacional o DGP cuando se busca una enfermedad específica hereditaria para evitar que los futuros padres la transmitan a su descendencia. En cambio, se llama *screening,* cribado diagnóstico preimplantacional o PGS (del inglés *preimplantational genetic screening)* cuando se analizan todos los cromosomas de cada embrión con el objetivo de detectar alguna anomalía en cuanto al número (ganancia o pérdida parcial o total de uno o varios cromosomas). El PGS se suele realizar cuando la madre es mayor de 40 años, puesto que se sabe que muchas de estas alteraciones son más frecuentes cuando aumenta la edad (a partir de los 39 años más de la mitad de los embriones pueden tener alteraciones en el número de cromosomas, y esto se debe principalmente a que hay alteraciones en el óvulo). Es posible que tú puedas beneficiarte de esta técnica, que por lo general se propone a las mujeres que, además de tener una edad reproductiva avanzada, tienen buena reserva ovárica, pues es lo que permite disponer de un buen número de embriones para analizar y, por tanto, encontrar el que es cromosómicamente normal.

Es importante recordar que esta estrategia no «cura» al embrión, solo lo diagnostica con una fiabilidad del 95 %. Sin embargo, contar con esta información antes de realizar la transferencia es de gran utilidad porque evita transferir embriones que no se hubieran implantado en el útero, que hubieran dado lugar a un aborto o que hubieran sido cromosómicamente anómalos y padeciesen trastornos genéticos como, por ejemplo, las trisomías 13, 18 o 21 (esta última es la responsable del síndrome de Down). La tasa de embarazo por transferencia embrionaria con esta estrategia es del 60 %, pero conviene tener en cuenta que a no todas las mujeres se les llega a hacer la transferencia, pues puede suceder que no se disponga de ningún embrión cromosómicamente normal.

Técnicamente consiste en extraer entre cuatro y ocho células de un embrión que tiene más de cien (la biopsia se suele realizar en estadio de blastocisto), tras lo cual se analiza el material genético de las células biopsiadas. La pérdida embrionaria derivada de la biopsia es menor al 2 % en manos expertas. Los resultados del análisis genético no se obtienen de forma inmediata, sino que requieren unos días, así que lo habitual es congelar los embriones tras hacerles la biopsia y, una vez que se conocen los resultados, si se dispone de algún embrión normal, organizar la transferencia del blastocisto criopreservado.

Si te plantas optar por esta estrategia con el ánimo de acelerar el proceso hasta dar a luz un bebé y minimizar las transferencias embrionarias infructuosas, es fundamental que sepas una serie de cosas. En primer lugar, es posible que tu ginecólogo te recomiende hacer más de una estimulación para tener suficientes embriones para analizar y encontrar «el bueno». En segundo lugar, es importantísimo que el cribado se realice en un laboratorio de FIV altamente cualificado, no solo por la biopsia en sí misma (que representa una manipulación más del embrión), sino también porque es preciso que el embrión llegue a blastocisto (que es cuando se le hace la biopsia), y esto requiere buenos medios de cultivo e incubadores, y, por último, es necesario que el embrión sobreviva al proceso de vitrificación y desvitrificación posterior, y para ello hay que disponer de un buen laboratorio de criobiología.

Receptora de ovocitos de la pareja (ROPA): Llamamos método ROPA al proceso de la concepción en la que participa una pareja de mujeres, una de las dos mujeres como donante de óvulos y la otra como gestante. La mujer que aporta los óvulos se somete a una estimulación hormonal similar a la que se les realiza a las donantes de óvulos, mientras que, de forma paralela, la mujer que actuará como receptora sigue una preparación hormonal para poder quedar gestante. Se efectúa la FIV con los óvulos de la donante y los embriones se transfieren en el útero de la receptora. Así las dos mujeres participan en el proceso, una como madre biológica y la otra como madre gestante. La posibilidad de aplicar esta técnica dependerá de la legislación específica de cada territorio. En España es legal siempre y cuando la pareja esté casada y exista justificación médica para que, de las dos mujeres, una sea la donante de óvulos, y la otra, la receptora de los embriones. Es un método que se lleva a cabo desde hace unos años con muy buenos resultados.

FIGURA 8. Pareja femenina. Método ROPA

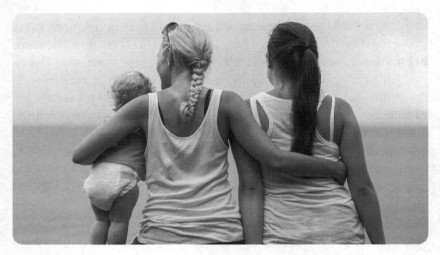

Fuente: Thinkstock

En definitiva, la fecundación in vitro es una técnica compleja pero empleada desde hace más de treinta años, segura y eficaz. Si has cumplido ya los 40 años y no logras quedarte embarazada de forma natural, la fecundación in vitro será la técnica que te ayudará a conseguirlo con más eficacia. No obstante, el éxito no está garantizado, y ya has visto que en este campo queda mucho trecho por recorrer.

Te aconsejamos que, una vez hayas decidido que este es el camino que quieres seguir, avances con determinación y confiando en los profesionales que te atiendan, sin dudar en plantearles todas las preguntas que necesites para sentirte segura y apoyada. No dejes que los miedos te superen y escucha los consejos de los profesionales. No indagues demasiado en internet ni des excesiva importancia a las experiencias ajenas, pues a menudo solo conseguirás incrementar tus dudas y pasarlo peor. Además, ten presente que cada caso es diferente, único y particular, y los profesionales deben transmitirte que así es. Si tienes pareja, cuídala y cuidaos mutuamente, y no olvidéis que el objetivo de estos tratamientos es formar una familia (a veces las relaciones de pareja se ven afectadas, sobre todo por la dificultad de la gestión, de las expectativas y por el esfuerzo físico, psíquico y también económico que implica el proceso). Recuerda que los profesionales trabajan a tu lado para ayudarte a conseguir que tengas un hijo sano de la forma más segura posible.

¿PUEDO PRESERVAR MI FERTILIDAD?

Por Clara González

Que el momento de ser madre está sufriendo un retraso respecto a cuando lo fueron nuestras madres es un hecho indiscutible. La priorización de la carrera profesional y la falta de pareja estable suelen ser los motivos más frecuentes por los que las mujeres deciden esperar para tener hijos.

En Europa, la media de edad al tener el primer hijo se ha incrementado en 2,5 años en las últimas décadas y, concretamente en España, la media de edad a la que tenemos el primer hijo se sitúa en torno a los 31,8 años.

Desde la irrupción de los métodos anticonceptivos en los años sesenta, la maternidad pasó a ser una decisión personal y así sigue siéndolo en la actualidad. La sociedad tal como está organizada hoy en día casi obliga a tener en cuenta una serie de variables antes de decidirse a formar una familia.

Aunque la esperanza y la calidad de vida de las mujeres se ha prolongado muchísimo gracias a los avances médicos, la biología reproductiva no se ha adaptado a estos cambios médicos ni sociales, por lo que cabría preguntarse: ¿hasta cuándo puede retrasarse el momento de ser madre? y ¿qué consecuencias tendrá este retraso?

Es difícil responder a la primera pregunta, ya que cuesta determinar con exactitud la edad a partir de la cual es casi imposible concebir un hijo, sobre todo ahora que la natalidad está tan controlada: las parejas deciden no tener hijos o bien tener uno, dos o tres y después seguir usando métodos anticonceptivos para limitar el tamaño de la familia. Así, los únicos estudios que han podido determinar la edad en que la fertilidad de las mujeres se agota son los que se han llevado a cabo en poblaciones que no frenan el crecimiento de las familias. La edad límite se ha establecido en torno a los 40 o 41 años en todas las poblaciones estudiadas, por lo que se supone que hay una tendencia universal en este sentido.

Para responder la segunda pregunta debemos conocer algunos conceptos previos, como el de reserva ovárica. Las mujeres no generan ovocitos *ex novo* durante la vida, por lo que los ovarios contienen un número finito de folículos, que son las unidades funcionales que contienen los ovocitos. En el interior de los folículos los ovocitos aumentan de tamaño y maduran, es decir, adquieren las competencias necesarias para poder recibir la carga cromosómica paterna y además proveer al embrión de los requerimientos que precisa para que puedan efectuarse las primeras divisiones celulares. Los folículos existen desde el momento en que nace la mujer (en una cantidad aproximada de un millón), y constituyen la reserva ovárica con la que cuenta dicha mujer.

Durante la niñez, los ovarios no están activos, y hasta la adolescencia no empiezan a desarrollarse los folículos, cosa que hacen gracias a los pulsos de las hormonas sexuales. En cada ciclo menstrual prospera un grupo concreto de folículos (llamado cohorte folicular) que responde al estímulo hormonal. De los folículos en crecimiento, uno, el que mejor responda a este estímulo, será seleccionado para que expulse el ovocito que contiene en su interior. Este fenómeno se repetirá cíclicamente hasta la menopausia, en la que desaparecen los estímulos hormonales. Se sabe que la fertilidad va descendiendo lentamente hasta los 35 años y que a partir de esa edad empieza a hacerlo muy deprisa. El motivo por el que disminuye la fertilidad es que los ovocitos, con el paso del tiempo, se acaban. Parece ser que se agotan por completo unos años después de la menopausia. Además de acabarse, los ovocitos se vuelven poco eficaces: generan errores en la distribución de los cromosomas.

Por lo tanto, si pospones en exceso el momento de ser madre, resulta fácil prever las consecuencias. Puede que nos encontremos con que ya se hayan agotado todos tus ovocitos o gran parte de ellos y que los pocos que queden presenten anomalías en los cromosomas.

La fecundación in vitro (FIV) puede ayudar si el embarazo no llega de forma espontánea; sin embargo, las tasas de éxito de la FIV en mujeres de edades avanzadas son bajas: según los datos recogidos en la literatura científica, entre los 38 y los 39 años las tasas de nacido vivo son del 23 %. Entre los 40 y los 41 años esta probabilidad desciende al 15 %, y a partir de los 42 años apenas hay un 6 % de probabilidades de lograr un nacido vivo.

En un estudio sobre fertilidad natural se estableció la edad máxima a la que las mujeres deberían empezar a buscar el embarazo para lograr tener el número de hijos deseado: las mujeres que quisiesen tener dos hijos conseguirían tenerlos en el 90 % de los casos si empezasen a buscar el embarazo a los 27 años. Solo podrían esperar cuatro años más, hasta los 31 años, si lo hiciesen con la ayuda de técnicas de reproducción asistida (mediante la FIV).

Estos datos ponen de manifiesto que las técnicas de reproducción asistida no pueden compensar el descenso de la fertilidad que tiene lugar como consecuencia de la edad. Recuerda, además, que a edades avanzadas, como se ha mencionado antes, los ovocitos presentan frecuentemente alteraciones en su dotación cromosómica, por lo que, si se logra una gestación, dichas alteraciones pueden hacer que termine en aborto.

Ante esta situación, la donación de ovocitos puede ser una opción a tener en cuenta, aunque muchas mujeres no se plantean tener hijos que no sean genéticamente propios. La donación de ovocitos consiste en inseminar los ovocitos de una mujer joven con el esperma de la pareja receptora. El embrión resultante se transfiere al útero de la mujer que no puede reproducirse con sus propios ovocitos.

Es a la vista de todo esto cuando cobra sentido la congelación de ovocitos a edades jóvenes para preservar la fertilidad. Interprétalo como si, de algún modo, tú misma fueses tu futura donante de ovocitos, lo cual te evitaría implicar a una tercera persona en tu proceso reproductivo.

Hasta hace poco tiempo se consideraban técnicas de preservación de la fertilidad la congelación de ovocitos, la de embriones y la de tejido ovárico. La congelación de embriones tiene una limitación muy clara: los embriones pertenecen al hombre y a la mujer que los han generado y son indivisibles, por lo que, ante cualquier desacuerdo o ruptura de pareja, ambos progenitores han de decidir qué van a hacer con los embriones, y esto puede suponer un problema de difícil solución en según qué circunstancias. Respecto a la congelación de tejido ovárico, representa también una opción con posibilidades reales de éxito, pero al ser una técnica más invasiva que la FIV las mujeres no suelen decantarse por ella en primer lugar. Sin embargo, la congelación de ovocitos es una técnica poco invasiva. Los ovocitos congelados pertenecen a la mujer de la que proceden: son sus células reproductoras y en cualquier caso será ella la que decidirá cuándo y con quién utilizarlos. Los profesionales de la medicina reproductiva hablamos de vitrificar ovocitos, que significa congelar ovocitos. Familiarízate con esta nueva palabra porque vas a leerla a menudo a partir de ahora.

La práctica clínica demuestra que por desgracia hoy muchas mujeres no conocen las consecuencias que puede tener posponer la maternidad. Y ni siquiera saben que existen técnicas de preservación de la fertilidad que, si bien nunca ofrecerán garantías absolutas, pueden ser un recurso al que acudir en última instancia. En la literatura científica se encuentran algunos estudios que ponen de manifiesto la falta de conocimiento de la población acerca de la fertilidad: muchas mujeres explican que no se da suficiente información al respecto y que no hay una concienciación sobre el descenso de la fertilidad con la edad. Por consiguiente, no perciben la relación entre edad y fertilidad y, si lo hacen, son demasiado optimistas. En uno de estos estudios se reveló que el 61 % de las mujeres que se habían quedado sin hijos involuntariamente afirmaron que les hubiese gustado ser advertidas del efecto de la edad en la fertilidad.

Por otro lado, con frecuencia se sobreestiman las tasas de éxito de las técnicas de reproducción asistida, ya que nunca se plantean en función de la edad de la mujer.

Recientemente algunos medios de comunicación han publicado noticias sobre empresas, como Apple y Facebook, que habían sufragado los gastos de los ciclos de preservación de la fertilidad a las empleadas que deseaban posponer la maternidad. Estas políticas son controvertidas y éticamente reprobables, pero generan una información sobre este tema que, en definitiva, resulta positiva.

¿CUÁNDO ES EL MOMENTO DE PRESERVAR LA FERTILIDAD?

Como es lógico, lo ideal es preservar la fertilidad cuanto antes. Sin embargo, es poco común que las mujeres jóvenes se planteen esta opción, bien porque en ese momento ven la maternidad como algo lejano, bien porque esperan que antes o después llegue la persona con quien desearán formar una familia.

Está establecido que la franja de edad entre los 26 y los 36 años es la ideal para vitrificar ovocitos, ya que durante esa década la reserva ovárica es considerablemente buena y los ovocitos todavía no sufren los efectos de la edad (disminución de su cantidad y su calidad). Aun así, según la experiencia recogida en la literatura científica, la mayoría de las mujeres deciden congelar ovocitos a partir de los 36 años y hasta los 39, y existe un porcentaje nada despreciable de mujeres que congelan pasados los 39 años.

Que los 37 años es una edad un poco tardía para preservar la fertilidad lo sabemos los profesionales de la medicina reproductiva, pero ¿lo saben las mujeres de esta edad? ¿Qué opinan las mujeres que congelaron ovocitos tras su experiencia? Varios estudios realizados a modo de encuesta publicados recientemente coinciden en que entre el 75 y el 80 % de ellas hubiesen preferido hacerlo antes y que no lo hicieron porque simplemente no sabían que la edad afectaba a la fertilidad o por desconocimiento de las estrategias de preservación de la fertilidad.

LA VITRIFICACIÓN DE OVOCITOS

Es importante que sepas que para realizar un ciclo de vitrificación de ovocitos es necesario someterse a una estimulación ovárica. El procedimiento es muy similar al de un ciclo de fecundación in vitro convencional, del que se han descrito los pormenores en el capítulo anterior.

La estimulación ovárica se prolonga durante dos semanas aproximadamente, tras las cuales se extraen los ovocitos mediante una punción folicular en el quirófano y con sedación. El ginecólogo punciona los folículos que se ven en la ecografía, en ambos ovarios, y aspira el líquido que contienen, el cual se recoge en un tubo que se envía al laboratorio de fecundación in vitro. Allí se identifican todos los ovocitos y se guardan en el incubador hasta el momento de congelarlos.

Sin embargo, ten en cuenta que no siempre todos los ovocitos que se obtienen tras la estimulación ovárica serán aptos para congelar: deben encontrarse en una fase específica de su proceso de maduración denominada «metafase II». Los ovocitos que se encuentran en este estado cuentan con la mitad de los cromosomas (23) que tiene otra célula cualquiera del cuerpo humano. Este hecho hace que el ovocito esté preparado para recibir los cromosomas que aportará el espermatozoide (otros 23) y dar lugar a una célula con 23 pares de cromosomas de origen paterno y materno. Cualquier otra dotación cromosómica será errónea, y en algunos casos, si el embrión con alteraciones en el número de cromosomas se implantase, podría producirse un aborto o nacer un niño con una cromosomopatía.

En el mejor de los casos se logran recuperar la totalidad de los ovocitos maduros tras la punción folicular, pero lo normal es que se recuperen alrededor del 80 % de los ovocitos maduros de la cohorte.

Los ovocitos extraídos de los ovarios pasan por un periodo de una hora y media de incubación y a continuación son denudados: se retiran las células que los rodean con la ayuda de una pipeta. Esto permite evaluar su estadio madurativo y facilita el proceso de congelación. Una vez los ovocitos se han denudado y clasificado según su estadio madurativo, ya se pueden vitrificar.

Actualmente existe un protocolo de laboratorio definido con todo detalle para llevar a cabo el proceso de vitrificación ovocitaria, aunque durante muchos años se intentó congelar ovocitos sin éxito debido a las peculiaridades de esta célula. El ovocito es la célula más grande del cuerpo humano, y su interior está formado por gran cantidad de agua, por lo que la formación de cristales de hielo durante el proceso de congelación hacía imposible su supervivencia cuando se descongelaba.

La técnica de vitrificación evita precisamente la formación de cristales de hielo en el interior del ovocito, y gracias a ella la congelación de ovocitos se ha convertido en una práctica habitual en muchos laboratorios de fecundación in vitro. El proceso de vitrificación dura entre 10 y 12 minutos y se realiza a temperatura ambiente en una cabina de flujo laminar, un aparato esencial en cualquier laboratorio de reproducción asistida. Los ovocitos se exponen a concentraciones crecientes de crioprotectores, que son sustancias que protegerán la célula de las bajas temperaturas a las que será expuesta e impedirán la formación de cristales de hielo. Tras la incubación con estas sustancias crioprotectoras, los ovocitos se depositan en unos pequeños soportes de plástico y se sumergen directamente en nitrógeno líquido. En muy pocos segundos pasan de estar a una temperatura ambiente de entre 20 y 25 grados a estar a 196 grados bajo cero. Esta operación requiere destreza por parte del biólogo que realiza el procedimiento. Recientemente se han diseñando equipos de laboratorio que permiten congelar los ovocitos de forma semiautomática, lo que minimiza el impacto del factor humano en el resultado final. Los ovocitos se almacenan en tanques de nitrógeno líquido o nitrógeno en vapor. Los soportes en los que se congelan se identifican y registran cuidadosamente para garantizar la trazabilidad de todo el procedimiento. Asimismo, es importante garantizar también el mantenimiento de las condiciones de frío necesarias para la conservación de las células.

El momento óptimo para vitrificar los ovocitos es cuando han transcurrido 38 horas tras la administración de gonadotropina coriónica humana (hCG), que, como se ha explicado en el capítulo anterior, se utiliza para promover la maduración ovocitaria y facilitar el desprendimiento de los ovocitos albergados en el interior del folículo.

Si te estás preguntando cuántos ovocitos hay que congelar, debes saber que el número de ovocitos recuperados tras la punción folicular dependerá básicamente de la respuesta a la estimulación ovárica, que a su vez depende de la reserva ovárica particular de cada mujer. Cuando el número de ovocitos obtenidos es insuficiente, pueden realizarse dos o más estimulaciones ováricas para incrementar la cantidad. Sin embargo, la experiencia clínica muestra que la gran mayoría de las mujeres se someten a un solo ciclo de estimulación ovárica y vitrifican unos diez ovocitos.

Por otro lado, puede que te surjan dudas acerca de la seguridad de la técnica de congelación de ovocitos. En 1999 se dio a conocer el primer nacimiento de una niña sana concebida a partir de un ovocito que había sido previamente vitrificado, y desde entonces los estudios publicados hasta el momento sobre la salud obstétrica y perinatal de los niños nacidos a partir de ovocitos vitrificados no han constatado mayores complicaciones que las que se dan en los niños nacidos tras la fecundación in vitro de ovocitos frescos.

FIGURA 9. Interior del tanque de nitrógeno en vapor

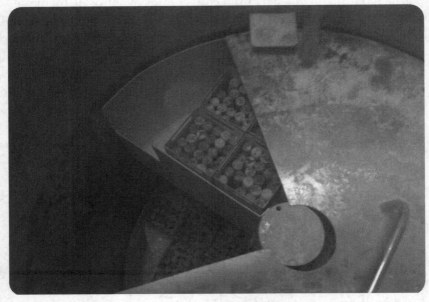

Fuente: Servicio de Medicina para la Reproducción, Departamento de Biología, Dexeus Mujer

FIGURA 10. Aspecto de un ovocito en metafase II en proceso de vitrificación

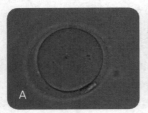 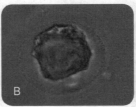 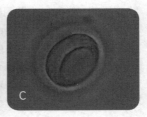

A) Antes de vitrificarse. B) Durante el proceso de incubación con crioprotectores.
C) Ovocito preparado para ser sumergido en nitrógeno líquido.
Fuente: Servicio de Medicina para la Reproducción, Departamento de Biología, Dexeus Mujer

Bien, y una vez te decidas a usar tus ovocitos congelados, ¿por dónde se empieza? El proceso de fecundación de los ovocitos vitrificados consiste en la descongelación (desvitrificación), la inseminación con esperma y la transferencia al útero de los embriones obtenidos. La desvitrificación de los ovocitos y la obtención de la muestra seminal deben realizarse el mismo día. Por lo general, el 95 % de los ovocitos que se congelan logran sobrevivir al proceso de congelación y posterior descongelación.

Recuerda que los ovocitos se encuentran almacenados en tanques de nitrógeno líquido o vapor a 196 grados bajo cero. Al descongelarlos, es necesario invertir esta temperatura extremadamente fría hasta los 20 o 25 grados. Cuanto más rápida sea esta inversión de la temperatura más posibilidades tendrán los ovocitos de sobrevivir. La vitrificación es una congelación ultrarrápida (y así se llama también), por lo que la descongelación también tiene que serlo. La elevada velocidad a la que cambia la temperatura (hasta 50.000 grados por minuto) impedirá el daño celular provocado por el hielo intracelular.

Una vez descongelados los ovocitos, y tras un periodo de incubación de dos horas en el que acaban de estabilizarse (se estabilizan las membranas, los orgánulos y el citoplasma), se inseminan uno a uno con el esperma de la pareja o en su defecto con esperma de un donante anónimo. Cuando procede de un donante, el esperma también es congelado y hay que descongelarlo para que esté en óptimas condiciones en el momento de la inseminación.

Y ahora introduciremos un acrónimo muy conocido en el lenguaje de la reproducción asistida: ICSI. Significa microinyección intracitoplasmática, que es el método de inseminación de los ovocitos: con la ayuda de una micropipeta y de un micromanipulador acoplados a un microscopio, se introduce un espermatozoide en el citoplasma del ovocito. Pasadas unas 18 horas desde el momento de la inseminación, puede comprobarse si el ovocito se ha fecundado correctamente. Si es así, el ovocito pasa a llamarse zigoto o embrión.

FIGURA 11. Proceso de desvitrificación

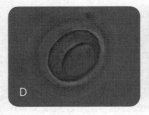
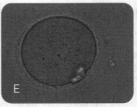

Proceso de desvitrificación. D) Aspecto del ovocito al desvitrificarse. E) Ovocito maduro correctamente desvitrificado.
Fuente: Servicio de Medicina para la Reproducción, Departamento de Biología, Dexeus Mujer

Hasta el tercer o quinto día de desarrollo embrionario no se transferirá el embrión al útero. Los embriones transferidos pueden ser uno, dos o tres, dependiendo del número y de la calidad de los embriones de la cohorte, así como de la edad de la paciente (importa tanto la edad en la que se vitrificaron los ovocitos como la que presenta la mujer cuando quiere hacer uso de los mismos). En caso de que se hayan obtenido más embriones de los transferidos al útero, los restantes se podrán congelar sin que esto suponga una amenaza para la viabilidad de los mismos.

Como habrás podido comprobar, una vez los ovocitos han sobrevivido a la descongelación, el proceso que se sigue no es distinto al de un ciclo de fecundación in vitro habitual. Sin embargo, teniendo en cuenta el tratamiento que reciben las mujeres, el procedimiento de desvitrificación de ovocitos y transferencia de embriones es mucho más sencillo. Únicamente es necesario preparar el útero para que esté en óptimas condiciones para recibir un embrión y facilitar su implantación. Hay dos formas de sincronizar el útero y el embrión. Si la mujer presenta ciclos regulares, la transferencia puede hacerse cuando lo indique su ciclo menstrual natural, y bastará con controlar el momento de la ovulación para calcular cuándo hay que desvitrificar los ovocitos. Esta opción es cómoda porque no precisa medicación, pero requiere ciertos controles para detectar la ovulación. La otra forma es preparar el tejido que tapiza el interior del útero (el endometrio, otro nombre que puedes incorporar al vocabulario) de forma artificial con un tratamiento hormonal.

¿FUNCIONA LA VITRIFICACIÓN DE OVOCITOS?

Las tasas de éxito de este procedimiento dependen principalmente de la edad a la que se vitrificaron los ovocitos y del número de ovocitos vitrificados. Como ves, siempre volvemos al punto de partida: ¡la edad!

Con el objetivo de asesorar bien a las pacientes, se han elaborado modelos basados en la evidencia para predecir la probabilidad de que una mujer tenga al menos uno, dos o tres hijos en función de la edad a la que vitrificó los ovocitos y el número de ovocitos congelados. Uno de los primeros estudios de este tipo determinó que las mujeres que habían congelado ovocitos antes de los 35 años y usaban al menos 10 ovocitos al intentar quedarse embarazadas tenían una probabilidad del 60,5 % de tener un hijo. Sin embargo, cuando se vitrificaban los ovocitos a partir de los 36 años, pese a usar el mismo número de ovocitos, la probabilidad de tener un bebé se reducía al 29,7 %.

Otro estudio concluyó que, en el caso de mujeres menores de 38 años, es necesario vitrificar entre 15 y 20 ovocitos para alcanzar una probabilidad del 80 % de tener al menos un hijo, mientras que cuando las mujeres tienen entre 38 y 40 años es preciso vitrificar entre 25 y 30 ovocitos. En esta franja de edad, además, aun congelando este elevado número de ovocitos, la probabilidad de tener un hijo desciende hasta el 70 %. Así, con estos resultados, los autores del estudio desaconsejan la vitrificación de ovocitos a partir de los 40 años, pues la consideran una estrategia con unas probabilidades de éxito prácticamente nulas.

Además, es obvio que para conseguir el resultado deseado los ovocitos deben sobrevivir al proceso de congelación y descongelación. La vitrificación de ovocitos es una técnica eficaz, pues la supervivencia de los mismos tras la descongelación es elevada. Las tasas de supervivencia son de hasta el 95 % para los ovocitos congelados cuando las mujeres tienen menos de 36 años, mientras que la viabilidad de los ovocitos congelados a edades superiores desciende hasta un 85 %.

Ya hemos explicado que después de la descongelación, los ovocitos supervivientes se inseminan mediante ICSI. La tasa de fecundación en ovocitos descongelados es equivalente a la de los ovocitos inseminados sin haber sido previamente congelados, y se sitúa en torno al 75 %. Los ovocitos fecundados correctamente empiezan a realizar divisiones sucesivas durante las horas de cultivo in vitro, hasta alcanzar los estadios embrionarios correspondientes (ocho células el tercer día de cultivo; blastocisto el quinto día de cultivo). Uno de los indicadores de buena calidad que se utiliza en muchos laboratorios es la tasa de embriones que alcanzan el estadio de blastocisto durante el cultivo embrionario. Si comparamos el porcentaje de los embriones que llegan a este estadio procedentes de ovocitos vitrificados con el de los que proceden de ovocitos frescos, no encontramos diferencias importantes, por lo que se deduce que la evolución embrionaria no se ve afectada de forma significativa por la vitrificación previa del ovocito.

Recuerda que la edad, además de influir en el número de ovocitos que hay en los ovarios, también afecta a la calidad o eficiencia de los mismos, es decir, los ovocitos de las mujeres de más edad pueden presentar alteraciones en su dotación cromosómica. Estos ovocitos con un número de cromosomas distinto del normal generarán embriones con una dotación cromosómica también incorrecta (llamados embriones aneuploides) que, según cuáles sean los cromosomas alterados, se podrán implantar en el útero materno, pero será muy probable que acaben perdiéndose a lo largo del primer trimestre de embarazo precisamente por su inviabilidad. Si has leído con detenimiento el capítulo anterior sabrás que en la actualidad es técnicamente posible comprobar el número de cromosomas que tiene una célula embrionaria (a través del llamado «diagnóstico genético preimplantacional», o DGP). Esto permite seleccionar aquellos embriones con un número correcto de cromosomas (46 cromosomas organizados en 23 pares) para transferirlos al útero materno. De esta manera se reduce el tiempo que se tarda en lograr un embarazo, ya que como primera opción se transfieren los embriones cromosómicamente normales (si los hubiera). Cuando no se realiza el diagnóstico genético preimplantacional, los criterios para elegir qué embrión es el adecuado para ser transferido son cinéticos y morfológicos (ritmo de división y forma y número de células), por lo que en algún caso se podrían transferir embriones cromosómicamente anormales, si los hubiera entre la cohorte.

En líneas generales, el diagnóstico genético permite alcanzar tasas de embarazo evolutivo de hasta el 60 %, mientras que en aquellos casos en que no se ha analizado el número de cromosomas de los embriones el porcentaje de embarazo evolutivo desciende a la mitad (30 %).

¿ES SEGURO VITRIFICAR OVOCITOS?

Si te planteas vitrificar ovocitos debes saber que esto supone someterse a una estimulación ovárica controlada y a una punción folicular, la cual se realiza en el quirófano con sedación anestésica. Los riesgos asociados a ambos procedimientos son los mismos que los que existen en un proceso de fecundación in vitro estándar.

Y como habrás leído anteriormente, los niños nacidos a partir de ovocitos que fueron vitrificados no presentan mayores problemas perinatales que los nacidos fruto de otras técnicas de reproducción asistida, de modo que la vitrificación ovocitaria no supone un peligro en sí mismo para el niño que va a nacer.

Riesgo del no uso

Aunque el no uso de los ovocitos vitrificados no representa un riesgo en sí mismo, sí que podemos plantearnos que la exposición a una complicación médica (por mínima que sea) sin haber sido necesario puede entenderse como un riesgo. La vitrificación de ovocitos debe tomarse como una medida preventiva, por lo que en algunos casos no será necesario recurrir al uso de los ovocitos vitrificados principalmente por dos razones: porque no se desea el embarazo o porque el embarazo se ha logrado de forma espontánea.

De una encuesta realizada a mujeres que habían criopreservado ovocitos, se desprende que, a pesar de que la mayoría de ellas no se arrepintió de haber preservado su fertilidad, únicamente la mitad de las encuestadas se planteaba utilizar los ovocitos a corto plazo. Otros estudios similares han detectado que el material criopreservado se utiliza poco (recurren a él hasta el 10 % de las pacientes), si bien hay que tener en cuenta que en la mayor parte de los casos todavía han transcurrido pocos años desde la congelación de los ovocitos (entre dos y cinco años), por lo que, con toda seguridad, este porcentaje se incrementará con el paso del tiempo.

El no uso de los ovocitos vitrificados plantea dos cuestiones: ¿es coste-efectiva la vitrificación de ovocitos para preservar la fertilidad? y ¿qué se debe hacer con los ovocitos congelados si no se necesitan? Con respecto a la primera, parece lógico que la preservación de la fertilidad será más coste-efectiva cuanto antes se congelen los ovocitos y más tarde se utilicen. Existen estudios científicos que concluyen que la vitrificación de ovocitos resulta coste-efectiva cuando estos se vitrifican antes de los 37 años y se utilizan después de los 40 años, ya que a esta edad las técnicas de reproducción asistida difícilmente pueden compensar los efectos del paso del tiempo.

Respecto al destino de los ovocitos congelados que no van a ser utilizados por la mujer a la que pertenecen, existen tres opciones: donarlos con finalidad reproductiva a otra mujer de forma altruista y anónima (siempre que se congelasen antes de los 35 años, como especifica el Real Decreto 412/1996 por el que se establecen los protocolos obligatorios de estudio de los donantes de gametos); donarlos a proyectos de investigación científica o cesar su conservación sin otro fin. Para este último supuesto es necesario aportar un informe emitido por dos médicos externos al centro donde se haya realizado el ciclo de preservación de la fertilidad que justifique dicha decisión.

CONCLUSIONES

A pesar de que los avances en medicina han traído consigo enormes mejoras en la calidad de vida de las personas, la biología reproductiva sigue rigiéndose por los patrones naturales de siempre. El paso del tiempo tiene un efecto en la fertilidad que no puede corregirse ni compensarse con las técnicas de reproducción asistida, aunque estas sí ofrecen estrategias que en última instancia pueden incrementar las posibilidades de que las mujeres consigan un embarazo en edades avanzadas. Es crucial que las mujeres reciban información y conozcan las consecuencias de retrasar la maternidad, y puedan otorgarle a esta cuestión la importancia que merece. En el ámbito de la medicina reproductiva es clave entender que para tener hijos la edad que verdaderamente importa no es la edad cronológica, sino la edad de nuestras células reproductoras.

PREGUNTAS FRECUENTES

¡Estoy fantástica! Tengo ciclos menstruales regulares, hago deporte, cuido mi dieta... Seguro que no voy a tener problemas en el futuro para ser madre.

Es verdad que los hábitos de vida saludables son cruciales para mantenerse sana, pero los ovarios siguen el paso inexorable del tiempo. Que tengas la regla puntualmente cada mes no es señal de que tus ovocitos sean los más fuertes del lugar. ¡Recuerda que la edad tiene efectos para todas!

¿Hasta cuándo puedo congelar?

No olvides que el quid de la cuestión es la edad. Cuanto antes lo hagas, mejor, porque cuanto más tardes, peores serán los resultados. A partir de los 40 años se desaconseja congelar ovocitos, pues las posibilidades de lograr el nacimiento de un niño son muy bajas.

¿Tener ovocitos congelados es garantía de éxito posterior?

No. La preservación de la fertilidad no es una garantía absoluta. Es una medida preventiva que ofrece la medicina reproductiva. Es importante que pidas información a tu ginecólogo y tengas datos objetivos sobre tu reserva ovárica y cómo influye tu edad.

¿Pierdo mi reserva ovárica del futuro si congelo ahora?

¡En ningún caso! Los ovocitos que congeles suponen una fracción muy pequeña de la reserva ovárica total. Además, la estimulación ovárica lo que hace es reclutar los folículos potencialmente estimulables en un momento determinado que, de otra forma, se hubieran atresiado, es decir, degenerado.

Así que no, no debes pensar que se acabarán antes si congelas muy joven. Aunque después no los utilices, haber congelado ovocitos no tendrá impacto alguno en tu salud reproductiva.

EL ÚLTIMO RECURSO: LA DONACIÓN

Por Elisabet Clua

Los motivos por los cuales una mujer quiere ser madre a partir de los 40 años son diversos, pero entre ellos destacan la priorización de la carrera profesional, la falta de una pareja estable y la búsqueda de un nuevo embarazo tras un cambio de pareja en edad premenopáusica. Sea cual sea la razón, muchas mujeres decidís ser madres en un momento de la vida en el que vuestra reserva ovárica ya resulta insuficiente o ineficaz para realizar un tratamiento de reproducción asistida con vuestros propios ovocitos y, por tanto, necesitáis recurrir a un tratamiento de FIV con ovocitos de donante.

Además, los modelos de familia son cada vez más numerosos. Así pues, puede ser que dispongas de pareja masculina, que seas una mujer sin pareja o que tengas una pareja femenina, con lo cual puede ser que precises también de semen de donante o que prefieras, o prefiráis, optar por realizar un ciclo de recepción de embriones donados.

Si te encuentras en esta situación sin duda sabrás que dar el paso de recibir ovocitos de otra mujer no resulta nada fácil. La idea de que tu hijo no contará con tu material genético seguramente te produce tristeza, incluso puede causarte miedos y dolor. El sentimiento de pérdida que se genera es lo que denominamos «duelo genético». Se trata de una reacción emocional en la que debes asimilar que la única opción para ser madre es recibir ovocitos de otra mujer. Sin embargo, una vez que superes este duelo, la mayor preocupación que tendrás será conocer el proceso de selección, asignación y sincronización con la donante.

En este capítulo queremos informarte del funcionamiento tanto de la donación de ovocitos como de la donación de embriones. Para ello te explicaremos en qué consiste la donación de ovocitos, cómo se seleccionan las donantes, qué pruebas se les realizan para verificar que gozan de un buen estado de salud físico y psíquico, cómo es el tratamiento que deben seguir, cuáles son los casos en que es necesaria la donación, cómo será tu preparación uterina para recibir los embriones y cómo se lleva a cabo el proceso de asignación y sincronización de los tratamientos de ambas, donante y receptora. Te hablaremos de los dos tipos de donación de ovocitos que existen: la donación de ovocitos frescos y la donación de ovocitos vitrificados. Además, te explicaremos en qué consiste el proceso de donación de embriones, las distintas procedencias de los mismos y la evaluación que se realiza, así como el tratamiento hormonal aplicado en este caso. Por último, hablaremos de las tasas de éxito y de cómo evitar la gestación múltiple.

LA DONACIÓN DE OVOCITOS

La FIV con donación de ovocitos consiste en realizar una estimulación hormonal a una mujer joven para obtener un buen número de ovocitos e inseminarlos, bien con el esperma de la pareja de la mujer receptora bien con esperma de donante. Si los receptores son una pareja heterosexual sin problemas de esterilidad se utilizará el semen del hombre; si son una pareja de mujeres o una mujer sin pareja, o en caso de esterilidad masculina en una pareja heterosexual, se deberá recurrir a semen de donante. De los embriones resultantes se transferirá preferiblemente uno, o máximo dos, al útero de la mujer receptora, que previamente habrá sido preparado con un tratamiento hormonal para que el embrión pueda implantarse y se inicie el embarazo. En el supuesto de que sobren embriones, serán criopreservados mediante la técnica de vitrificación para intentos posteriores.

Las donantes

Una de las ventajas que ofrece la donación de ovocitos es que las donantes han de tener, por ley, una edad comprendida entre los 18 y los 35 años (Ley 14/2006, RD 412/1996), que es el momento de máxima fertilidad en las mujeres y, por tanto, cuando los ovocitos tienen una mayor calidad y eficacia. Además, la ley determina que «las donantes deben tener un buen estado de salud psicológica y plena capacidad de obrar» y que «su estado psicofísico debe cumplir las exigencias de un protocolo obligatorio de estudio que incluirá sus características fenotípicas y psicológicas, así como las condiciones clínicas y determinaciones analíticas necesarias para demostrar, según el estado de los conocimientos de la ciencia y de la técnica existentes en el momento de su realización, que los donantes no padecen enfermedades genéticas, hereditarias o infecciosas transmisibles a la descendencia».

¿Cómo se buscan las donantes?

Las vías por las que las candidatas a donantes llegan a los centros de reproducción asistida han ido cambiando a lo largo de los años. Cuando comenzó a emplearse este método, las donantes conocían los centros a través de la publicidad que se hacía en las universidades mediante carteles, o gracias a que el boca a boca hacía correr la voz entre las amigas. En la actualidad los mecanismos de difusión se han ampliado; así, es común que los centros utilicen cuñas radiofónicas en las emisoras de radio cuyas oyentes puedan ser el grupo de donantes que les interesan y anuncios en la prensa escrita, pero lo más frecuente en la actualidad son las páginas web y las redes sociales. Cada vez más las donantes se ponen en contacto con los centros a través de las páginas web, donde pueden encontrar la información que precisan e incluso solicitar directamente una entrevista informativa.

La atención a las candidatas es clave para conseguir que las pacientes puedan realizar el ciclo de recepción sin tiempos de espera demasiado largos, por eso los centros suelen disponer de una línea telefónica gratuita y directa que facilite el contacto.

¿Cómo se selecciona a la donante?

El objetivo que se persigue es conseguir una mujer sana, lo más parecida a ti, que no padezca enfermedades genéticas, hereditarias o infecciosas que puedan ser transmitidas a tu futuro hijo o hija y que sea una persona responsable y comprometida.

La primera selección

La selección de la donante es un proceso largo. El primer paso es una entrevista telefónica cuyo objetivo es obtener una información básica de la candidata, es decir, datos como la edad y si existe algún aspecto relevante en su historia médica o en su historia familiar. A continuación, si no hay ningún motivo para interrumpir el proceso de selección, se la cita para entrevistarla personalmente. En dicho encuentro los profesionales del centro le explican el proceso de donación: las pruebas de cribado que deberá realizarse, en qué consiste el tratamiento hormonal, cómo se hace la extracción de los ovocitos, los riesgos del proceso, el tiempo que le supondrá y qué compensación podrá obtener por ello.

Evaluación psicológica

Con el fin de conocer si tiene un buen estado de salud psíquica, se realiza a la candidata una evaluación psicológica que comprende una valoración del historial psiquiátrico o de trastornos de personalidad, tanto de ella como de su familia. Además, se indaga su situación familiar, su nivel de formación, su estabilidad emocional, su historia sexual y si abusa de sustancias tóxicas, así como su motivación.

Historial médico y pruebas realizadas a las candidatas

Tras la explicación facilitada a la futura donante, esta debe tomarse un periodo de reflexión, tras el cual, si decide iniciar el proceso, se pone en contacto con el centro. En ese momento se le da cita de nuevo para iniciar todas las pruebas.

A partir de entonces, lo primero que se hace es realizar su historia médica y tomar todos los datos referentes a su fenotipo, es decir, a sus características físicas: la etnia (caucásica, negra, árabe, asiática, indio-americana...), el color del pelo (negro, castaño oscuro, castaño claro, rubio, pelirrojo), el tipo de pelo (liso, ondulado, rizado), el color de los ojos (negros, marrones, castaños, verdes, azules), la talla, el peso y el índice de masa corporal (IMC), así como el origen paterno y el origen materno. Asimismo, se registra su grupo sanguíneo y su Rh.

Si no se encuentran razones para descartar a la donante, se le realiza una ecografía y una analítica hormonal para conocer el estado de su reserva ovárica. Esto, en primer lugar, permitirá saber si puede ser aceptada o no como donante de ovocitos, y además resultará útil para ajustar el tratamiento de estimulación y prever el tipo de respuesta, lo cual es importante para evitar que se produzcan respuestas inesperadas, tanto por bajas como por excesivamente altas.

Cuando la candidata supera de forma favorable estas pruebas, se concierta una visita con la asesora genética, quien evaluará el riesgo de transmisión de enfermedades hereditarias conocidas y presentes en la familia de la donante mediante una historia clínica exhaustiva, que recogerá información acerca de sus ascendientes hasta la generación de los abuelos. Averiguará si existen alteraciones citogenéticas (como el síndrome de Down), alteraciones esqueléticas y musculares (por ejemplo, espina bífida, labio leporino o atrofia muscular espinal), enfermedades endocrinas y metabólicas (fibrosis quística o diabetes tipo I, entre otras), alteraciones sanguíneas (por ejemplo, talasemia), enfermedades neurodegenerativas psiquiátricas (como la esquizofrenia o el trastorno bipolar), enfermedades oncológicas (por ejemplo, si se han dado varios casos en su familia de cáncer de mama, colón u ovario o de retinoblastoma) o enfermedades oftalmológicas (miopía magna). Cuando los datos proporcionados o el estudio de la asesora hacen pensar que puede haber algún riesgo para la salud de la receptora, de su futuro hijo o hija o incluso para la propia donante, se le solicitará un informe médico que especifique de qué patología se trata, puesto que debe descartarse su carácter hereditario. Es imprescindible evitar la aparición de un efecto adverso grave para la donante o para la descendencia, y es por ello por lo que la candidata puede ser descartada en caso de riesgo.

A continuación, en una visita con el ginecólogo, se completará la parte de la historia clínica con el apartado referente a antecedentes médico-quirúrgicos, ginecológicos, obstétricos, de historia sexual y de ingesta de fármacos, anticonceptivos hormonales o sustancias tóxicas. Asimismo, se le hará a la candidata una exploración física ginecológica y una citología cérvico-vaginal.

Analítica general y serologías
Para las candidatas que superan las fases de cribado anteriores, las siguientes pruebas serán un electrocardiograma y una analítica completa que incluya serologías (hepatitis B, hepatitis C, sífilis, VIH, citomegalovirus y, en determinados casos, según el factor de riesgo de la donante, virus linfotrópico de células T humanas). Estas pruebas son necesarias para la revisión preanestésica, puesto que la extracción de los ovocitos se practicará en el quirófano.

Pruebas genéticas
Aunque la ley no especifica unas pruebas genéticas obligatorias, casi todos los centros realizamos a nuestras donantes el cariotipo (mapa cromosómico). El porcentaje de la población general con un cariotipo alterado es del 1 %, y en la mitad de los casos las alteraciones son anomalías en la estructura de los cromosomas (translocaciones o inversiones). Además, desde hace unos años, en algunas clínicas se realiza a las donantes un test genético para detectar enfermedades genéticas autosómicas recesivas, que permite determinar si la candidata es portadora sana de alguna de ellas. Se trata de enfermeda-

des que se manifiestan durante la infancia y que pueden ocasionar una mala calidad de vida a la descendencia. Todos somos portadores sanos de enfermedades recesivas pero si un ovocito portador de la mutación patogénica en el gen que conlleva una de estas enfermedades es inseminado por un espermatozoide también portador de la misma mutación, podría crearse un embrión que ya no sería portador, sino afecto, es decir, enfermo. Si este embrión se implantara, podría nacer un niño que padecería la enfermedad. Sin embargo, este test no garantiza que la descendencia sea sana al cien por cien, ya que no se analizan todas las enfermedades recesivas que existen en la naturaleza, solo aquellas que en nuestra población aparecen con frecuencia en individuos portadores. Por lo tanto, sí sería posible que el niño padeciera una enfermedad que no se esté analizando. Además, aunque el riesgo es muy, muy bajo, podría afectarle alguna de las enfermedades estudiadas en el caso de que la mutación apareciera *ex novo*, es decir, apareciera en el embrión sin que el óvulo y el espermatozoide tuvieran la mutación previamente.

Aunque este test es altamente recomendable, las mujeres receptoras y sus parejas no siempre lo aceptan, por lo que cuando en el ciclo participa una pareja masculina, si el hombre no se lo realiza, no tiene ningún sentido hacérselo a la donante. En esta situación, se elabora el estudio molecular de las mutaciones más frecuentes de la fibrosis quística y el estudio del síndrome del cromosoma X frágil en la donante, por la incidencia y la gravedad de estas enfermedades.

Seguramente habrás oído hablar de la fibrosis quística. Es una enfermedad hereditaria, con una prevalencia muy alta en Europa, pues aproximadamente una de cada veinticinco personas son portadoras sanas. Sin embargo, los kits disponibles para realizar el estudio no cubren el cien por cien del gen, por lo que, aunque lo hagamos, siempre existe un riesgo mínimo de que, estando presente la mutación, no la detectemos. Por lo que respecta al síndrome del cromosoma X Frágil, es también hereditario y con herencia dominante ligada al cromosoma X; esto quiere decir que el gen está situado en el cromosoma X y que basta con que una sola copia esté alterada para que se exprese la enfermedad. Es la causa más frecuente de discapacidad intelectual y afecta a uno de cada cuatro mil varones y a una de cada seis mil mujeres de la población general. Si es un varón el que hereda el cromosoma X afectado, presentará discapacidad intelectual, mientras que, en el caso de las mujeres, el 50 % de ellas presentan un coeficiente intelectual con retraso mental, mientras que el 50 % restante tiene un coeficiente intelectual normal.

Una vez se comprueba que todas las pruebas realizadas a la candidata están en orden, esta pasa a convertirse en potencial donante e inicia el proceso de estimulación ovárica para obtener los preciados ovocitos que esperas para conseguir tu embarazo.

El tratamiento hormonal de la donante

La estimulación ovárica es uno de los puntos clave de la donación. Su objetivo es conseguir, mediante un tratamiento personalizado y adecuado, que se desarrollen múltiples folículos en los ovarios de la donante con el fin de obtener una cantidad óptima de ovocitos.

Los tratamientos administrados a las donantes han ido evolucionando a lo largo del tiempo, pero en dicha evolución siempre se han tenido en cuenta tres premisas: la seguridad, la comodidad y la eficacia.

Los tratamientos deben comportar el mínimo riesgo, ya que quienes participan en el proceso son mujeres jóvenes que no buscan quedarse embarazadas, y el peligro de que sus ovarios se hiperestimulen de forma descontrolada es mayor. Por ello es importante que las dosis estén ajustadas a sus características, es decir, a su reserva ovárica, su índice de masa corporal y su respuesta a la estimulación hormonal en ciclos anteriores, si los hubiera. En general se aplican tratamientos suaves, que nos permiten mantener la eficacia y al mismo tiempo minimizar tanto las molestias como los riesgos y posibles efectos secundarios. La manera de administrarlos debe ser cómoda, pues muchas de las donantes están condicionadas por el trabajo, las clases o los exámenes, y es necesario facilitarles el proceso con el fin de evitar abandonos.

Para estimular el crecimiento de los folículos se administran de forma controlada unas hormonas denominadas gonadotropinas. La vía de administración más utilizada es la subcutánea. El proceso de estimulación dura de media entre diez y doce días, periodo durante el cual se realizan a la donante una serie de controles ecográficos y/o analíticos mediante los cuales se controla la respuesta de los ovarios, se determina el momento idóneo para inducir la maduración final de los ovocitos que se están desarrollando en ellos y se programa la extracción de los mismos. Es importante encontrar el equilibrio entre la seguridad y la comodidad para la donante cuando se planean los controles.

La extracción de ovocitos es un proceso ambulatorio que se realiza en el quirófano, por vía transvaginal, guiado mediante una ecografía. La donante está bajo el efecto de una sedación. El proceso dura unos treinta minutos y, tras un periodo de restablecimiento después de la intervención y de la sedación, la donante puede regresar acompañada a su casa. Pasada una semana, volverá a la consulta del ginecólogo, quien le realizará una exploración física y una ecografía para verificar que se encuentra bien y que los ovarios han recuperado su volumen inicial.

Las receptoras

Cuando empezó a funcionar la donación de ovocitos, las receptoras eran principalmente mujeres que sufrían un fallo ovárico prematuro; en cambio, en la actualidad son sobre todo mujeres de más de 40 años que desean ser madres.

Sin embargo, también existen otras situaciones por las que las mujeres se ven en la necesidad de recurrir a la donación de ovocitos. Así, las receptoras también son mujeres que, aun teniendo función ovárica, requieren una donación debido al fracaso de varios intentos de FIV con sus propios ovocitos (por una baja respuesta, la mala calidad de los ovocitos, un fallo de fecundación o un fallo de implantación); mujeres que tras sucesivos abortos deciden optar por esta opción, o incluso, aunque con menor frecuencia, mujeres cuyos ovarios son inaccesibles en la punción folicular, debido a procesos quirúrgicos o inflamatorios o infecciosos previos.

Asimismo, hay otras circunstancias que requieren la donación de ovocitos, por ejemplo, cuando no hay función ovárica o está inactiva, como ocurre cuando aparecen determinados síndromes genéticos (síndrome de Turner, síndrome de Swyer) o cuando se ha practicado una cirugía ovárica.

La evaluación de la receptora

Tal como sucede en el caso de la donante, es preciso realizar una evaluación de las receptoras, para lo cual se confeccionará una historia clínica personal y familiar que permita conocer los antecedentes médicos y la historia reproductiva.

Además, los especialistas deben conocer tus hábitos. ¿Eres fumadora? ¿Cuántos cigarrillos fumas al día? Se ha comprobado que el tabaco tiene efectos en la implantación de los embriones y puede disminuir la receptividad uterina.

El ginecólogo te realizará una exploración física general con control de la presión arterial y el peso y la talla para calcular tu índice de masa corporal. Es importante que sepas que no debe ser superior a 30, puesto que los índices de masa corporal altos también están asociados a una disminución de la tasa de implantación y a un mayor riesgo de aborto y de complicaciones obstétricas durante la gestación. Además, es imprescindible una exploración ginecológica, y muy recomendable una ecografía vaginal, para descartar la presencia de patologías que puedan interferir con tus posibilidades de éxito.

Si tienes más de 40 años, te solicitaremos una mamografía bilateral. A las mujeres de entre 35 y 40 años solo se les pedirá si existen antecedentes de cáncer de mama en su familia.

Generalmente, se te hará también una analítica general con grupo sanguíneo y Rh, TSH (hormona estimulante del tiroides), vitamina D y serologías (hepatitis B, hepatitis C, sífilis y VIH).

En cuanto a las pruebas genéticas, no serán necesarias, puesto que es a la donante a quien debemos evaluar en este sentido.

La evaluación del varón

Si vas a realizar este proceso junto a una pareja masculina, será preciso hacerle algunas pruebas. En primer lugar, le solicitaremos una analítica que incluirá grupo sanguíneo, Rh y serologías (hepatitis B, hepatitis C, sífilis y VIH).

Por lo que respecta a las pruebas genéticas, necesitaremos su cariotipo y recomendaremos la realización del test genético de portadores de enfermedades recesivas. Como ya hemos explicado al hablar de las donantes, este test permite asociar a donantes y receptores teniendo en cuenta la idoneidad genética entre la donante de ovocitos y tu pareja. En el caso de que se precise de semen de donante, el test se realizará a ambos donantes.

¿Qué sucederá si decidís prescindir del test genético? Si es así, como también hemos mencionado anteriormente, tampoco se lo realizaremos a la donante y solo efectuaremos el estudio genético de las mutaciones más frecuentes de la fibrosis quística, así como el estudio molecular del síndrome del cromosoma X frágil.

Por último, se realizará un seminograma, con el que comprobaremos si los parámetros seminales son normales. Cuando los resultados indican lo contrario, se recomienda acudir a la unidad de andrología para pedir una valoración.

Tratamiento de preparación endometrial para la receptora

Para que los embriones resultantes de la fecundación de los ovocitos de donante puedan implantarse en tu útero será imprescindible que preparemos tu endometrio.

Si aún tienes función ovárica, lo primero que haremos será suprimir esta función para controlar el ciclo menstrual y evitar que ovules de forma espontánea, lo cual podría conducir a una menstruación al cabo de unos días o hacer que el útero, concretamente el endometrio, no esté en sincronía con los embriones. Después iniciarás el tratamiento con hormonas (estrógenos, por vía oral o con parches), que servirá para que el endometrio vaya creciendo y preparándose. Las dosis que te indicaremos son fijas y realizarás el tratamiento como mínimo durante once días, que es el tiempo que requiere el útero para prepararse correctamente, aunque lo más común es alargarlo unos días más antes de transferir los embriones.

¿Qué sucede si no tienes reglas? No debes preocuparte; precisamente esta técnica empezó a desarrollarse pensando en las mujeres que tenían un fallo ovárico precoz. En este caso, tu ginecólogo te recetará un tratamiento hormonal para poder sincronizarte con la donante.

Cuando ya dispongamos de los ovocitos de la donante, ese mismo día por la noche deberás comenzar a administrarte otra hormona —progesterona— que ayudará a que el endometrio se transforme y esté receptivo para que, cuando se transfiera el embrión, este pueda implantarse. La progesterona puede administrarse por distintas vías —oral, vaginal, subcutánea e intramuscular—, pero en estos procesos la más utilizada es la vaginal, puesto que de este modo se absorbe más deprisa.

La asignación de donante

En nuestro país, tal como establece la ley (Ley 14/2006), la donación es anónima. Por este motivo, mientras esperas para recibir ovocitos no podrás conocer ningún dato que pueda revelar la identidad de la donante, pero sí que tanto tú como tu descendencia tenéis derecho a conocer algunos datos de la donante, como son la edad, el grupo sanguíneo y el Rh, el color del pelo, el color de los ojos, la altura y el peso (o el IMC). La ley establece que «solo excepcionalmente, en circunstancias extraordinarias que comporten un peligro cierto para la vida o la salud del hijo o cuando proceda con arreglo a las leyes procesales penales, podrá revelarse la identidad de los donantes. [...] Dicha revelación tendrá carácter restringido».

Además, la ley determina que «en ningún caso podrá seleccionarse personalmente el donante a petición de la receptora». Sin embargo, la ley también indica que «el equipo médico correspondiente deberá procurar garantizar la mayor similitud fenotípica e inmunológica posible de las muestras disponibles con la mujer receptora».

Por tanto, se te asignará la donante que más se te parezca, teniendo en cuenta tu grupo sanguíneo y Rh y el de tu pareja (en caso de que la tengas). En realidad, no se busca el mismo grupo sanguíneo por motivos médicos, sino como medida de discreción, cuyo objetivo es evitar que no nazca un niño o una niña con un grupo sanguíneo que no sea posible de la combinación de los vuestros, para que en el futuro no os veáis obligados a desvelar el origen de la concepción por este motivo.

Puede ser que tanto tú como tu pareja seáis Rh negativo, y entonces la donante deberá serlo también. Si tú fueras Rh negativo y tu pareja Rh positivo, te realizaríamos el test de Coombs indirecto, que se hace con una muestra de sangre y que permite comprobar que no tienes anticuerpos en la sangre contra el Rh positivo. Si el resultado es negativo, la donante que te asignemos podrá ser Rh positivo. En caso de conseguir la gestación deberán administrarte una gammaglobulina durante el embarazo. Como el Rh negativo es menos frecuente que el positivo, las donantes con este Rh son asignadas en primer lugar a aquellas parejas en las que ambos son Rh negativo.

Si realizas el proceso sin pareja, siempre será más fácil asignarte una donante, e importará menos que no sea de tu mismo grupo, puesto que es más probable que pasado el tiempo tengas que explicar que hubo una aportación masculina que podría ser de cualquier otro grupo sanguíneo.

La sincronización entre la donante y la receptora

Existen distintas formas de sincronizar tu ciclo con el de la donante, y el modo en que se haga dependerá del funcionamiento de cada centro. Es posible que se programen los ciclos de forma independiente y se realice la asignación justo antes de la punción folicular, es decir de la extracción de los ovocitos, o que se programen de forma paralela, lo cual significa que se habrá realizado la asignación antes de iniciar los tratamientos de ambas.

Así, para la programación en paralelo te avisarán cuando se disponga de la candidata más parecida a ti físicamente. Entonces, en función de la fecha de tu última regla (si mantienes la función ovárica), te prescribirán anticonceptivos orales para cuadrar tu ciclo con el de la estimulación de la donante. En caso de que no tengas reglas, es probable que el ginecólogo te haya dado algún tratamiento con el fin de que podamos sincronizarte con la donante y preparar el endometrio de forma adecuada.

Irás tomando los anticonceptivos hasta que lleguen los resultados de todas las pruebas hechas a la donante y se confirme su aptitud para el proceso de donación y que, además de la similitud física requerida, presenta idoneidad genética con tu pareja o con el donante de semen, según sea el caso. Una vez confirmados todos los requisitos, se cerrará la programación, teniendo en cuenta que, cuando la donante inicie los controles tras la estimulación ovárica, tú ya deberás llevar como mínimo diez u once días de tratamiento hormonal para que tu endometrio se vaya preparando.

Tipos de donación: ovocitos frescos y ovocitos vitrificados

En el año 1984, cuando se dieron a conocer los primeros nacimientos de niños fruto de la donación, solo existía la posibilidad de asignar ovocitos frescos a las receptoras, inseminarlos y transferir los embriones obtenidos. En la actualidad, gracias a la técnica de congelación mediante vitrificación se han podido crear bancos de ovocitos. La vitrificación es un enfriamiento ultrarrápido que tiene la ventaja de no formar cristales de hielo ni dentro ni fuera del ovocito, unos cristales que, si se generaran, dañarían el ovocito.

Los bancos de ovocitos aportan una serie de mejoras respecto al procedimiento con ovocitos frescos:

- Permiten que, en lugar de realizar una sincronización en paralelo, se pueda programar el ciclo de la receptora cómodamente, sin que esté condicionado por las fechas de la donante.
- Hacen que sea posible asignar el número de ovocitos maduros vitrificados que los especialistas estimen más conveniente se-

gún el caso. Por ejemplo: si se trata de una mujer que precisa un diagnóstico genético preimplantacional a causa de un factor genético masculino, interesará asignar un número elevado de ovocitos para garantizar embriones normales para la transferencia.

- Evitan que las mujeres de edades más avanzadas tengan que esperar en las listas de los programas de los centros para recibir de una donante ovocitos frescos.
- Ofrecen la posibilidad de conservar los ovocitos que tal vez no podamos asignar en el momento en que aparecen en nuestro centro porque no hay ninguna receptora con el mismo fenotipo que la donante (esto sucede, por ejemplo, con las donantes de determinadas etnias o con grupo sanguíneo AB).

LA DONACIÓN DE EMBRIONES

La gran eficiencia de los tratamientos de FIV-ICSI y de recepción de ovocitos de donante ha supuesto que muchas mujeres o parejas que ya han hecho realidad su deseo de tener hijos, pese a no querer más descendencia, dispongan de embriones criopreservados.

Estos embriones pueden ser donados, siempre que cumplan los criterios establecidos por la ley, a otras mujeres o parejas con problemas de esterilidad que necesitan la donación de ambos gametos (ovocitos y espermatozoides).

Las parejas que donan los embriones sobrantes con fines reproductivos suelen ser aquellas que han conseguido tener uno o más niños. Lo más habitual es no donarlos de forma inmediata, sino dejar pasar un tiempo prudencial (tres o cuatro años, por lo general), ya que antes de hacerlo es normal que quieran asegurarse de que no los van a necesitar.

¿Por qué se necesita la donación de embriones?

Aunque la razón médica por excelencia de que se opte por este procedimiento sería la ausencia de reserva ovárica y un factor masculino severo, no se pueden descartar otras situaciones clínicas que lo hacen necesario, como son los fallos repetidos en los procesos de FIV y diversos intentos infructuosos de implantación. La donación de embriones también es una solución cuando no se puede realizar un diagnóstico genético preimplantacional, e incluso es la alternativa al ciclo con donación de ovocitos y semen de donante.

Por otro lado, la donación de embriones se requiere también por razones sociales. Ahora que la maternidad se ha retrasado y los modelos de familia han cambiado, cada vez es más frecuente que mujeres de edad avanzada sin pareja o parejas de mujeres homosexuales quieran tener hijos. Recibir embriones donados en estos casos constituye una buena opción.

Procedencia de los embriones donados
Los donantes de embriones pueden ser los siguientes:

- Una pareja que ha realizado un ciclo de FIV con los ovocitos de la mujer y el semen del hombre.
- Una pareja que ha realizado un ciclo de FIV con los ovocitos de la mujer y el semen de un donante.
- Una receptora de ovocitos de donante, los cuales fueron inseminados con el semen de la pareja.
- Una receptora de ovocitos de donante, los cuales fueron inseminados con el semen de un donante.

Evaluación de los donantes de embriones
Sea cual sea la procedencia de los embriones, la donación tiene siempre carácter anónimo, por lo que puede suceder que la pareja o la mujer que vaya a recibirlos afronte la situación con ciertos miedos o dudas respecto al origen y la calidad de los embriones.

Sin embargo, se exige a los donantes unos requisitos que garantizan la seguridad del proceso.

Así, para poder donar los embriones sobrantes, estos deben proceder de una mujer cuya edad esté dentro de los mismos límites que establece la ley para la donación de ovocitos (18-35 años) y de un hombre que no tenga más de 50 años, que es la edad máxima que, por ley, pueden tener los donantes de semen.

Las pruebas que es obligatorio realizar a los donantes de embriones son las mismas que dictamina la ley para los donantes de gametos (ovocitos y espermatozoides). La ley no incluye entre ellas ninguna prueba genética.

En este caso, la evaluación no consistirá en un cribado de test genéticos, pero sí se realizará la historia clínica de los pacientes de FIV, en caso de que los embriones tengan este origen, para descartar la existencia de enfermedades de origen genético, así como los análisis de sangre que especifica la ley (Real Decreto Ley 9/2014).

Si los embriones son el resultado de una donación de ovocitos o de semen, o de una doble donación, la evaluación será más completa, puesto que en este caso no solamente se dispone del cariotipo, sino que además se sabe qué pruebas genéticas se realizaron a los donantes.

La preparación endometrial: ciclo natural o ciclo con tratamiento hormonal

Para que los embriones que se transfieren al útero puedan implantarse es necesario que lo encuentren correctamente preparado y que la transferencia se haga en el momento en que el útero y los embriones estén sincronizados, por lo que es fundamental tener en cuenta en qué estadio se han congelado los embriones (estadio de pronúcleos, segundo día de desarrollo, tercer día de desarrollo o blastocisto).

El endometrio se puede preparar mediante un tratamiento hormonal sustitutivo, como hemos explicado en el apartado sobre la preparación endometrial de las receptoras de ovocitos, o aprovechando el ciclo natural cuando las receptoras conservan la función ovárica. En este último caso será preciso controlar el momento de la ovulación, realizando ecografías y haciendo determinaciones de LH en orina, a partir de aproximadamente el décimo día del ciclo.

Cuando se detecta un nivel positivo de esta hormona se programa la descongelación de los embriones en función del momento del desarrollo embrionario en que fueron congelados.

LAS TASAS DE ÉXITO

La mejora científica y técnica que han experimentado los tratamientos con técnicas de reproducción asistida (TRA) ha tenido repercusión tanto en los resultados obtenidos en los ciclos de recepción de ovocitos donados como en los ciclos de recepción de embriones donados.

Distintas sociedades científicas han recogido datos no solo sobre la aplicación de dicho procedimiento, sino también sobre las tasas de éxito obtenidas. En este apartado queremos informarte de los resultados publicados por la Sociedad Española de Fertilidad (SEF).

Según los datos extraídos del registro de la SEF, las tasas de embarazo con ovocitos donados, por cada transferencia de embriones, son elevadas, por encima del 50 %, y se han mantenido bastante estables en los últimos diez años (véase la Figura 12). La edad de la receptora no repercute en el resultado de las tasas de embarazo,

FIGURA 12. Resultados obtenidos en receptoras de ovocitos donados

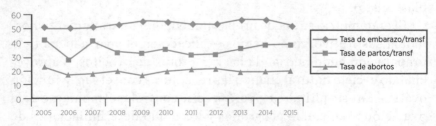

Fuente: SEF (2005-2015)

FIGURA 13. Resultados obtenidos en receptoras de embriones donados

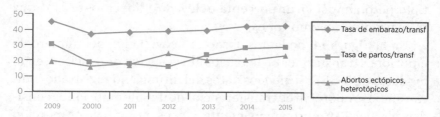

Fuente: SEF (2009-2015)

puesto que los embriones se han creado a partir de ovocitos de mujeres jóvenes. No obstante, se ha constatado que a partir de los 45 años la tasa de aborto puede ser superior. Cabe destacar que la tasa de aborto no es despreciable, alrededor de un 20 %, lo cual supone una tasa de parto por transferencia de entre el 30 y el 40 %.

Por lo que respecta a la evolución de los resultados obtenidos en los ciclos de recepción de embriones donados (véase la Figura 13), podemos observar que la tasa de embarazo por transferencia se ha mantenido entre el 40 y el 45 %, mientras que la tasa de parto por transferencia ha sufrido algunas oscilaciones y se ha visto incrementada en los últimos tres años del registro hasta alrededor del 30 %. La tasa de aborto es muy parecida a la que afecta a los embarazos con ovocitos donados, es decir, del orden del 20 %.

NÚMERO DE EMBRIONES TRANSFERIDOS Y EMBARAZOS MÚLTIPLES

La gestación múltiple está considerada una complicación de las TRA. El objetivo de cualquiera de los procedimientos debería ser el nacimiento de un único niño sano. Sin embargo, en los ciclos de recepción de ovocitos o de embriones donados es habitual transferir dos embriones. En los últimos años los profesionales se han ido concienciando de la necesidad de disminuir las tasas de gestación múltiple, pero, aun así, en un porcentaje elevado de los casos se continúa transfiriendo dos embriones.

En la Figura 14, podemos observar la evolución del número de embriones transferidos en los ciclos de recepción de ovocitos según los datos de la SEF. Si bien los datos del último año registrado indican que la proporción de transferencias de un solo embrión es considerable, del 30 % aproximadamente, aún es muy alta la proporción de transferencias de dos embriones, superior al 60 %.

FIGURA 14. Evolución de la política de transferencia embrionaria

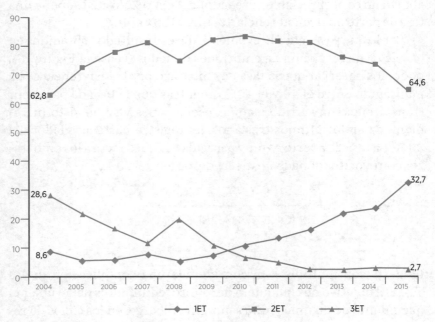

Fuente: SEF (2004-2015)

La transferencia de más de un embrión implica todavía una alta tasa de embarazos múltiples, y así lo indica la Figura 15, que recoge la evolución de la multiplicidad de los partos según los datos de la SEF. Si bien se observa que los partos gemelares disminuyen, el porcentaje de estos se mantiene, en el año 2015, todavía por encima del 20 %, cuando la tasa recomendada es del 10 %. Puesto que, además, en este mismo año alrededor de un 70 % de las pacientes tenían más de 40 años, parece imprescindible que los profesionales tomen conciencia de que es conveniente aconsejar la transferencia de un único embrión a todas las receptoras, explicando los riesgos y complicaciones que puede suponer una gestación múltiple, tanto para la madre como para el niño.

FIGURA 15. Evolución de la multiplicidad de los partos en receptoras de ovocitos

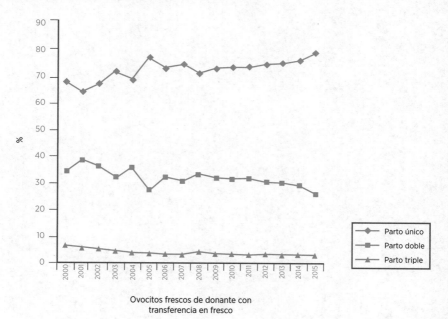

Ovocitos frescos de donante con transferencia en fresco

Fuente: SEF (2000-2015)

Diversos estudios han demostrado que en las gestaciones múltiples aumenta el peligro de que se produzcan complicaciones obstétricas como la preeclampsia, la rotura prematura de membranas o la cesárea. Asimismo, hay más posibilidades de que el parto sea prematuro, lo cual normalmente conlleva que el recién nacido tenga un peso bajo o muy bajo, a lo que deben sumarse con las complicaciones que esto puede suponer para los mismos.

PREGUNTAS FRECUENTES

¿Cuál es la motivación de las donantes para realizar el tratamiento?
La mayoría de las donantes expresan su deseo de ayudar a otras mujeres a ser madres. Sin embargo, esto no implica que no haya además otras motivaciones, y que no hagan la donación animadas por un incentivo económico.

¿Recibe algún tipo de compensación económica?
Aunque la donación tiene carácter voluntario y altruista, la ley contempla que se pueda ofrecer una compensación a las donantes en concepto de dietas, horas laborales perdidas o transporte, por ejemplo.

¿Cómo podemos saber que dicen toda la verdad, que no ocultan información sobre su salud o la de sus familiares directos?
Aunque es cierto que una parte de la información la aportan las mismas donantes, la evaluación es cada vez más exhaustiva para evitar que puedan omitir información sobre su salud. De todos modos, es muy importante seleccionar bien a las donantes y que estas estén comprometidas y sean responsables.

¿El niño o niña se parecerá a mí? ¿Tendrá alguna parte de mi genética?
Aunque tu hijo no llevará tus genes, el fenotipo de una persona no es la expresión directa de sus genes, pues existen mecanismos que alteran esta expresión de los genes. Durante el proceso de desarrollo del embrión, las células se diferencian y se especializan. A través de los fluidos maternos, el embrión recibe elementos que se unen a sus genes e influyen en la expresión de los mismos, dando lugar a unas características físicas y psicológicas determinadas. Por lo tanto, sí tendrás parte en las características de tu hijo.

¿Hay algún límite de edad para poder recibir óvulos?

A medida que aumenta la edad de la mujer gestante, también aumentan los riesgos obstétricos y perinatales (diabetes gestacional, preeclampsia, rotura prematura de membranas, parto prematuro...). Por eso, en algunos centros se considera que la edad límite para realizar un ciclo con donación de ovocitos es de 50 años.

¿Existe un registro del número de niños nacidos a partir de una misma donante?

En estos momentos está previsto que se ponga en marcha en algunos centros piloto el Registro Nacional de Donantes, creado por la Administración y que permitirá registrar el número de niños nacidos de cada donante. La ley española establece que el número máximo de niños nacidos por donante sea seis.

EL EMBARAZO EN MADRES MAYORES

Por Alberto R. Melcón

Si has llegado hasta aquí leyendo el libro de forma ordenada, quizá te estés preguntando por qué este capítulo no se ha colocado al principio. Es fundamental, antes de iniciar la aventura que supone la búsqueda de un embarazo, que cuentes con la mayor cantidad de información posible para saber si tu cuerpo está preparado para soportarlo o si la edad supone un riesgo importante para el bebé. La preparación mental, social y laboral también es importante, pero, como todo el mundo sabe, la salud es lo primero.

La mayoría de nosotros somos conscientes de que con la edad vamos acumulando achaques, problemas de salud que nos acompañarán el resto de nuestros días. Salvo que tenga una enfermedad determinada y el médico especialista le haya advertido el problema que supone dicha enfermedad para el embarazo, o el problema que supone el embarazo para dicha enfermedad, casi ninguna mujer suele hacerse un chequeo médico antes de quedarse embarazada.

Es primordial recordar que, aunque la mayoría de las dolencias tienen sus síntomas y signos, existen algunas enfermedades «silenciosas» o que no se hacen sintomáticas hasta que ya están avanzadas y, en consecuencia, suponen un problema para la salud. En el listado de estas enfermedades silenciosas aparecen algunas muy comunes en nuestra sociedad, como la hipertensión arterial o la diabetes (exceso de azúcar en la sangre). En muchas ocasiones estos problemas de salud van asociados a otro muy frecuente en el «primer mundo»: la obesidad.

Estamos seguros de que eres una mujer que se realiza la revisión ginecológica con cierta periodicidad (si no lo haces, no esperes más). Hay que tener en cuenta que dicha revisión suele prestar atención, sobre todo, al diagnóstico precoz del cáncer de cuello uterino y al del cáncer de mama (si tienes más de 40 años). Por tanto, cuando visites al ginecólogo no está de más que le comuniques que estás buscando activamente un embarazo o que tienes la intención de hacerlo. De esta manera lo ayudarás a ampliar el foco de la revisión y podrá pedir las pruebas complementarias necesarias para llegar al embarazo con las máximas garantías posibles.

LA REVISIÓN MÉDICA ANTES DEL EMBARAZO

Lo ideal es que antes de quedarte embarazada te hagas una revisión que, mediante unas pruebas determinadas, descarte cualquier posible riesgo para ti y para tu hijo.

En esta serie de pruebas, es preciso diferenciar entre las que debería realizarse toda mujer independientemente de la edad y aquellas que deberías realizarte si ya has cumplido los 40 años. No es que exista una norma que diga que cuantos más años tengas más pruebas habrás de hacerte, pero es sensato ampliar los estudios si te acercas a los 50 años o si los has superado.

De entrada, como acabamos de decir, será imprescindible un examen ginecológico exhaustivo. Este debería incluir las pruebas siguientes:

Citología cérvico-vaginal: Su principal finalidad es diagnosticar lesiones precursoras del cáncer de cuello uterino. Estas lesiones están producidas por el virus del papiloma humano (VPH). Tener alguna pequeña lesión o la presencia del virus es algo bastante común en la especie humana. La mayor parte de las personas, a través de las relaciones sexuales, han tenido contacto con el virus y por tanto no deberías preocuparte en exceso si la prueba ha salido positiva. Tu ginecólogo sabrá cómo hacer el seguimiento y te aconsejará lo más adecuado. Solo en el caso de que presentes una lesión avanzada puede ser necesario realizar un tratamiento. Si fuera así, lo más recomendable sería posponer el embarazo hasta recibir el alta por parte de tu ginecólogo.

Ecografía transvaginal: Con esta prueba podemos ver el útero y los ovarios, comprobar si se han formado correctamente, ya que no son infrecuentes las malformaciones que afectan sobre todo al útero, o ver si hay alguna lesión en los mismos. Entre las lesiones que solemos ver en el útero están los miomas (tumores benignos formados por fibras musculares) o los pólipos (sobrecrecimientos de la mucosa que reviste el interior del útero). Cuando en el útero aparecen muchos miomas o son de gran tamaño, deberás tratarte estas lesiones antes de quedarte embarazada. Su presencia se asocia a abortos, problemas de prematuridad, dolor durante el embarazo o sangrado importante durante el postparto. Si los miomas se presentan en un número escaso y con un volumen pequeño, podrás afrontar la gestación sin tratar estos problemas, pues no siempre es necesario tratar todo lo que se salga de la normalidad.

Por su parte, los ovarios no están exentos de problemas. En los estudios ecográficos es habitual descubrir quistes funcionales, sobre todo si te haces la ecografía a mitad de ciclo. No debes preocuparte, ya que estos quistes desaparecen espontáneamente en la inmensa mayoría de los casos. Otra cosa es la famosa endometriosis, producida por la presencia de tejido endometrial fuera de su localización normal, en el interior del útero. La endometriosis puede cursar con quistes en los ovarios, los llamados «quistes de chocolate», pues contienen sangre coagulada, lo que les da un color marrón. La afectación de los ovarios y de las trompas por esta enfermedad puede provocar una disminución en tu capacidad reproductiva. Hemos dicho puede: no todas las mujeres con endometriosis tienen dificultad para quedarse embarazadas.

Mamografía: El cáncer de mama es el cáncer más frecuente en las mujeres. La mayoría de los casos de cáncer de mama se diagnostican entre los 45 y los 65 años. Si ya has cumplido los 40 y no te has realizado una mamografía en el último año, es imprescindible que te realices una antes de plantearte buscar un embarazo. Debes tener en cuenta que una vez que estés embarazada las glándulas mamarias van a experimentar una serie de cambios fisiológicos, totalmente normales, que pueden retrasar el diagnóstico de un cáncer de mama.

Analítica de sangre: La inmensa mayoría de las guías recomiendan una valoración básica de la función renal y hepática. También es necesario un hemograma completo (analiza los niveles de glóbulos rojos, plaquetas y glóbulos blancos) y un estudio de coagulación. Es importante revisar tus niveles de hierro, ya que muchas mujeres con reglas abundantes presentan anemia de manera crónica. El estudio de la función del tiroides también es importante, pues un hipotiroidismo no tratado puede ser causa de problemas durante la gestación.

Por último, esta analítica debe incluir un estudio serológico de aquellas enfermedades infecciosas que son preocupantes durante la gestación: hepatitis B y C, VIH, sífilis, rubeola, varicela y la famosa toxoplasmosis suelen ser las examinadas en este estudio. En el caso de que no tengas inmunidad frente a la rubeola o la varicela, se valorará la posibilidad de que te vacunes antes de buscar el embarazo. Cuando en la familia hay antecedentes de diabetes o presentas sobrepeso, el estudio del metabolismo de los azúcares se hace imprescindible.

Si estás cerca de los 50 años y con más razón si los has cumplido ya, sería recomendable ampliar la revisión con las siguientes pruebas:

Valoración cardiológica: El corazón es uno de los órganos que están sometidos a un mayor esfuerzo durante la gestación. Es aconsejable realizar un electrocardiograma y una valoración ecográfica de la anatomía y la función cardiaca. Existen problemas cardiacos que pueden pasar inadvertidos en el día a día normal y que se hacen sintomáticos durante el embarazo debido al estrés al que se somete al corazón durante el mismo.

Radiografía de tórax: Sirve para complementar la valoración cardiológica y para descartar algunas patologías pulmonares.

Analítica de sangre: A las pruebas anteriores deberían añadirse algunas otras orientadas a valorar el metabolismo de las grasas (perfil lipídico) y de los azúcares (hemoglobina glicosilada). El hecho de que estas pruebas den resultados alterados no contraindica el embarazo, pero puede indicar la necesidad de que mejores los hábitos alimentarios o incrementes tu actividad física diaria. Es evidente que cuanto mejor sea tu condición física al principio del embarazo menos problemas tendrás a lo largo del mismo y mejor tolerarás las modificaciones que va a experimentar tu cuerpo.

Valoración del riesgo tromboembólico: Los tromboembolismos (obstrucciones de las venas por formación de trombos o coágulos) son frecuentes en el embarazo y el riesgo aumenta con la edad. Cuando existen antecedentes familiares o personales de fenómenos trombóticos, sobrepeso o hipertensión arterial, esta es una prueba obligatoria antes de buscar un embarazo. Consiste en un análisis de sangre en el que se buscan las alteraciones (algunas son genéticas) que facilitan la formación de trombos. En el caso de que presentes alguna de estas condiciones, será preciso tratarlas durante todo el embarazo y el postparto. Normalmente se tratan con heparinas, que deben inyectarse diariamente en el tejido subcutáneo (debajo de la piel).

¿Y si ya tengo una enfermedad diagnosticada?

A muchas mujeres de más de 40 años se les diagnostica alguna enfermedad. Así, no es infrecuente que a esta edad padezcas problemas tiroideos, hipertensión o diabetes. Estos problemas de salud no significan que no puedas buscar el embarazo, pero sí hacen necesario que, antes de comenzar la aventura de ser mamá, te plantees las siguientes preguntas: ¿está controlada mi enfermedad? ¿Afectará el embarazo a la evolución de mi enfermedad? ¿Qué problemas puede provocar mi enfermedad al embarazo?

Si te acaban de diagnosticar una dolencia y te hallas en la fase en que los médicos están «ajustando el tratamiento» para encontrar el fármaco o los fármacos que mejor controlan tus síntomas, o en un periodo de desestabilización por lo que a tu enfermedad se refiere, harías bien en esperar un tiempo hasta tenerlo todo bajo control. Debe ser el especialista de cada enfermedad junto con tu ginecólogo el que te autorice a buscar un embarazo.

A continuación, vamos a ver cuáles son algunas de estas enfermedades y su evolución o repercusión en el embarazo.

Diabetes: Las alteraciones en el metabolismo de la glucosa no son raras en las mujeres mayores de 40 años. De los dos tipos de diabetes que existen, la que nos preocupa más es la diabetes juvenil o tipo I. Normalmente la diabetes juvenil se diagnostica a edades tempranas y por tanto a estas alturas de la vida ha evolucionado más. Si tienes diabetes tipo I es muy importante que tu endocrinólogo te autorice el embarazo. El pronóstico del embarazo vendrá dado, sobre todo, por el control de la diabetes antes del mismo. Si llegas descontrolada al embarazo o con algunos órganos afectados (los riñones y la retina son los más preocupantes), el embarazo no hará otra cosa que empeorar la enfermedad. Por otro lado, cuando la enfermedad no se controla bien, la diabetes puede suponer un problema importante para el embarazo.

Hipotiroidismo: A partir de los 30 o 35 años es muy frecuente en las mujeres presentar niveles bajos de hormonas tiroideas. Muchas pacientes son conocedoras de su enfermedad, pero no son pocas las que la descubren en la evaluación médica pregestacional. Aunque se ha asociado a problemas como los abortos repetidos o el parto prematuro, al resultar fácil de tratar no es una enfermedad muy preocupante. Durante el embarazo conviene que controles tus niveles hormonales, ya que lo más habitual es que se tengan que ajustar las dosis de tu tratamiento.

Hipertensión arterial: La tensión arterial elevada aparece en muchas ocasiones asociada a trastornos como la diabetes o la obesidad. El control adecuado de la tensión arterial es muy importante durante la gestación, pues la hipertensión tiene repercusiones para el bebé y para la madre. Antes de que te quedes embarazada es preciso estudiar el funcionamiento de tus riñones, ya que las pacientes con hipertensión suelen presentar alteraciones renales con frecuencia. También debemos ajustar el tratamiento con fármacos adecuados al embarazo. Por otro lado, las pacientes con hipertensión tienen un mayor riesgo de sufrir preeclampsia que las mujeres sanas. La preeclampsia es una enfermedad hipertensiva grave que se asocia al embarazo y que requiere la finalización precoz del mismo, pues esta es la única manera de conseguir la curación. La finalización precoz suele saldarse con el pago de un fuerte peaje: la prematuridad y los problemas que conlleva.

Existen otras enfermedades que, por su alta incidencia en mujeres jóvenes, se ven con relativa frecuencia en las consultas de obstetricia. Algunas de ellas son el lupus, la colitis ulcerosa, la enfermedad de Crohn o el asma. Todas tienen en común su evolución en brotes. Por norma general, no empeoran durante la gestación, pero si presentas algún brote o empeoramiento durante el embarazo, debes tener la seguridad de que vas a poder recibir el tratamiento adecuado. Salvo en el caso del lupus, estas enfermedades no generan complicaciones relevantes, ni por su frecuencia ni por su gravedad, para el embarazo.

Las enfermedades psiquiátricas o los problemas de salud mental merecen una mención especial. Los médicos atienden en las consultas de obstetricia a numerosas mujeres que reciben tratamiento para la depresión o la ansiedad, por tanto, no debes tener miedo de comentarle a tu ginecólogo que presentas alguno de estos problemas. De nuevo es preciso insistir en la necesidad de que mantengas la enfermedad controlada antes de iniciar la búsqueda de un embarazo. Es evidente que el embarazo va a suponer una situación de estrés, ansiedad o incertidumbre que puede descompensar estas patologías. Es muy importante también que hables con tu psicólogo o psiquiatra de tu deseo de ser madre para poder planificar el momento adecuado para ti. En ocasiones hay que ajustar las dosis del tratamiento o incluso cambiarlo. Adaptarse a estos cambios no suele ser un proceso rápido, y deberás tener paciencia. Salvo indicación médica, no abandones nunca el tratamiento, pues siempre hay una alternativa terapéutica compatible con el embarazo o que permita asumir unos riesgos mínimos.

RIESGOS PARA LA MADRE Y EL FETO

Esta parte del libro podría resumirse, a grandes rasgos, con la frase «todos los problemas para la madre y el feto aumentan a medida que aumenta la edad de la madre», pues es bastante exacta. Sin embargo, conviene hacer dos aclaraciones: por un lado, la mayoría de los problemas de salud que pueden aparecer durante el embarazo son bastante infrecuentes, de modo que aun para las mujeres que tienen más de 50 años los riesgos son bajos; por otro lado, si te has sometido a un ciclo de fecundación in vitro con donación de óvulos, los riesgos para el feto son los que corresponden a la edad de la donante.

Estas aclaraciones son fundamentales para poder continuar la lectura sin que cunda el pánico y manteniendo siempre en la cabeza la idea de que lo más probable es que no ocurra nada.

Riesgos para la salud de la madre

En este apartado vamos a dejar de lado aquellas situaciones en que existen dolencias previas, puesto que ya las hemos comentado. Nos centraremos, en cambio, en los problemas que pueden surgir por el mero hecho de estar embarazada y tener más de 40 años. Estas complicaciones no son exclusivas de los embarazos a partir de los 40 años, pues a veces se dan a cualquier edad. Simplemente, lo que ocurre es que pueden presentarse con mayor frecuencia, ya que la edad actúa incrementando la probabilidad de manera continua.

Dichas complicaciones son las que se detallan a continuación:

Gestación extrauterina: Llamada también gestación ectópica, es aquel embarazo en que el embrión «anida» fuera del útero, normalmente en la trompa. De hecho, la concepción se produce en la trompa y desde allí el embrión «cae» hasta el útero. Cuando el descenso no se completa, el embrión queda atrapado en la trompa y se implanta allí. En los casos en que la gestación se ha conseguido a través de un ciclo de fecundación in vitro, el riesgo es más alto, ya que el embrión es transferido dentro del útero y el «impulso» de la transferencia puede hacerlo desplazarse hasta la trompa. Cuando se produce una gestación de este tipo, el embarazo no es viable y hay que evitar que siga progresando porque podría causar la rotura de la trompa y una hemorragia interna. Si se cumplen una serie de condiciones, puede intentarse un tratamiento médico que interrumpe la gestación. En el caso de que la gestación esté más avanzada o de que se haya producido un sangrado interno, es necesario realizar una intervención quirúrgica para extirpar la trompa afectada.

Diabetes gestacional: Es aquella situación en la cual tu cuerpo no es capaz de adaptarse a los cambios metabólicos propios del embarazo. No se produce la cantidad de insulina necesaria y el azúcar tiende a acumularse en la sangre. Existen una serie de circunstancias que incrementan la probabilidad de sufrir diabetes durante el embarazo: antecedentes familiares de diabetes, gestaciones gemelares, obesidad o haber padecido diabetes en gestaciones previas. El tratamiento consiste en hacer una dieta y controlar los niveles de azúcar en sangre capilar (pinchándote el dedo). En pocas ocasiones es preciso recurrir a la administración de insulina para controlar la situación. La diabetes gestacional puede provocar un aumento del tamaño del bebé (lo cual puede conllevar complicaciones en el momento del parto) y un exceso del líquido amniótico (si la distensión del útero es muy importante, puede provocar la aparición de contracciones y un parto prematuro). En la inmensa mayoría de los casos es fácil mantener la diabetes bajo control con la dieta y estos problemas no suelen aparecer. Una vez que nazca tu bebé, los pediatras tendrán que controlar sus niveles de azúcar, ya que los hijos de madres diabéticas tienden a padecer hipoglucemias (bajadas de azúcar).

Preeclampsia: La preeclampsia es una enfermedad propia del embarazo. Se caracteriza por la aparición de hipertensión arterial, edemas (acúmulo de líquido) y proteinuria (pérdida de proteínas por la orina). Si no se finaliza la gestación, que hoy en día es la única manera de curar la enfermedad, esta puede evolucionar y convertirse en una eclampsia. En la eclampsia la paciente presenta un cuadro convulsivo y a veces surgen complicaciones derivadas de una tensión arterial muy elevada: hemorragia cerebral, desprendimiento de la placenta o edema de pulmón. Es una situación muy grave, pero por suerte muy infrecuente en nuestro entorno.

Hemorragia postparto: Se produce normalmente tras el alumbramiento de la placenta. En este momento el útero debe contraerse con fuerza, y si esta contracción no se realiza de manera adecuada, se genera una hemorragia intensa. Aunque existen una serie de factores que aumentan el riesgo de padecer una hemorragia postparto (partos muy prolongados, partos gemelares, útero con miomas...), en la mayoría de los casos no se ha identificado ninguno de estos factores. Es una situación potencialmente peligrosa para la madre, que requiere una actuación rápida por parte del equipo médico. En los casos más severos, si no se consigue controlar el sangrado con otros medios, puede ser necesario extirpar el útero.

Tromboembolismos: El mero hecho de estar embarazada modifica tu sistema de coagulación haciendo que la sangre se coagule con más facilidad. Cuando se añaden otros factores de riesgo comunes, como la diabetes, la obesidad, la presencia de varices o la vida sedentaria, se crea la combinación perfecta para la trombosis. Por otro lado, hay que tener en cuenta que los tratamientos de reproducción asistida también aumentan la probabilidad de experimentar una trombosis. No debes preocuparte por las varices superficiales, las llamadas arañas vasculares, que muchas mujeres tienen. Normalmente los trombos se producen en las varices de mayor tamaño que se sitúan en la cara inter-

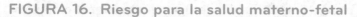

FIGURA 16. Riesgo para la salud materno-fetal

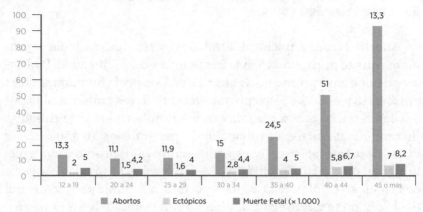

■ Abortos ■ Ectópicos ■ Muerte Fetal (× 1.000)

Fuente: F. W. J. Anderson, T. R. B. Johnson, «Maternal Mortality at Y2K». *Postgraduate Obstetrics and Gynecology 2000*; 20:1

na del muslo. El inconveniente es que en ocasiones el trombo puede ascender hacia el corazón, el cual lo envía hacia los pulmones. En este caso estaríamos hablando de un problema serio de salud, ya que los tromboembolismos pulmonares son un cuadro potencialmente grave.

Muerte materna: Es desagradable hablar de esto y no se trata de sembrar el terror, pero tienes que ser consciente de que las muertes maternas relacionadas con el embarazo o el parto aumentan con la edad. Por suerte, como en el resto de los problemas descritos, son situaciones muy infrecuentes en nuestro entorno. A partir de los 40 años la tasa de mortalidad materna pasa de unos siete casos por cada cien mil nacimientos a casi treinta casos, es decir, el riesgo de muerte se multiplica por cuatro.

Riesgos para la salud del feto

Como ya hemos mencionado, muchos de los riesgos para el feto no van a aumentar por el hecho de que la madre tenga más de 40 años, porque en muchas ocasiones a esta edad es necesario acudir a un programa de donación de óvulos.

Aun así, es conveniente hablar de algunas situaciones complicadas, que son las siguientes:

Aborto: La interrupción del embarazo es sin lugar a dudas el problema que se presenta con más frecuencia a cualquier edad. Podríamos decir que el promedio de abortos en la especie humana se sitúa entre el 15 y el 20 %. Si agrupamos a las mujeres embarazadas por edades veremos que, a medida que se cumplen años, este riesgo se incrementa de manera exponencial. A partir de los 40 años, casi la mitad de las gestaciones (conseguidas con óvulos propios) van a terminar en un aborto espontáneo. La explicación es preciso buscarla en la meiosis celular. Esta meiosis permite a la célula precursora del óvulo dividirse y conseguir una célula con la mitad de los cromosomas que tiene una célula normal. De esta manera cuando se une el óvulo con el espermatozoide se consigue una célula normal de 46 cromosomas. Para explicarlo de manera sencilla, podemos decir que con la edad la meiosis ya no funciona tan bien y es más habitual que se generen óvulos con dotaciones cromosómicas erróneas, principal causa de los abortos. Es cierto que existen otras causas, por ejemplo, el hipotiroidismo, las infecciones o los problemas de coagulación, pero por su frecuencia a estas edades son irrelevantes. Más del 95 % de los abortos que se producen a partir de los 40 años se deben a los problemas de la división celular. Por tanto, hablar de abortos y anomalías cromosómicas es hablar prácticamente de lo mismo.

Malformaciones y defectos congénitos: Aunque está muy extendida la idea de que con la edad el número de malformaciones aumenta de manera significativa, esto no es del todo cierto. Si descartamos aquellas situaciones asociadas a alteraciones cromosómicas o genéticas, no se ha demostrado que la edad incremente la frecuencia de las malformaciones. Así, las malformaciones no van a ser una cosa de la que preocuparse.

Prematuridad: Cualquier parto que se produzca antes de la semana 37 se considera un parto prematuro. La edad incrementa la posibilidad de tener un parto prematuro elevando el riesgo basal (situado en un 5 %) hasta un 7,5 %. En la mayoría de las ocasiones el parto se adelanta debido a la aparición de contracciones o a la rotura prematura de la bolsa de las aguas. En otras ocasiones somos los médicos los que tenemos que adelantar el parto debido a la existencia de problemas en la madre o en el feto. Se consideran viables aquellos fetos que nacen a partir de la semana 23, gracias a los avances que se han conseguido en las últimas décadas en el campo de la neonatología. Es importante tener en cuenta que la supervivencia de estos bebés y las complicaciones asociadas a la prematuridad guardan relación con la semana en la que se produce el parto. Así, en función de la semana en que nace el bebé, podemos clasificar su prematuridad de la siguiente manera:

- Prematuridad severa: entre la semana 23 y la 28
- Prematuridad moderada: entre la 29 y la 32
- Prematuridad leve: entre la 33 y la 37

Restricciones del crecimiento: Son aquellas situaciones en las que el bebé no crece correctamente dentro del útero. Suelen estar provocadas por un mal funcionamiento de la placenta que no permite el paso adecuado de nutrientes y oxígeno. Esta circunstancia obliga al feto a disminuir la velocidad a la que crece, y por tanto el peso del bebé será menor de lo normal. Conviene recordar que el problema radica en la placenta, y que no lo causa una mala alimentación de la madre durante el embarazo. Comer más no soluciona nada. En estos casos en que el crecimiento del bebé está comprometido suele ser necesario terminar el embarazo de manera precoz, en ocasiones generando prematuridad.

Muerte fetal anteparto: Este es el problema que más preocupa a los ginecólogos, no tanto por su frecuencia sino por las consecuencias. Se trata de la muerte de fetos que son aparentemente sanos, en embarazos en los que no ha habido ningún problema destacado hasta que la madre deja de percibir los movimientos del bebé.

Como puedes entender, es una situación dramática, y en el momento en que las madres acuden al centro médico ya no se puede hacer nada por la vida de su bebé. Existe una relación entre la muerte fetal anteparto y la edad materna: el riesgo se multiplica por nueve cuando la madre llega a los 45 años. Por suerte es una situación muy infrecuente, incluso si tienes esta edad. En estos casos, la única manera de actuar es finalizar la gestación de manera programada, evitando que el parto se demore mucho. Se ha comprobado que estas muertes son más frecuentes cuanto más se prolongue el embarazo. En la medida de lo posible no hay que sobrepasar la semana 41 si no queremos lamentar una muerte fetal.

Antes de terminar este apartado, es bueno volver a insistir en un detalle muy importante: es poco probable que padezcas alguno de estos problemas. Ciertamente, la edad aumenta las posibilidades de que surja algún contratiempo, pero tienes que estar tranquila y pensar que esto no ocurrirá y que tu embarazo será absolutamente normal. Así evitarás vivir el embarazo con demasiada ansiedad y pensando que en cualquier momento te va a pasar algo. ¡El embarazo es para disfrutarlo!

EL SEGUIMIENTO DEL EMBARAZO

El embarazo es una etapa de la vida, un periodo diferente que has decidido comenzar de manera voluntaria y meditada. En ningún momento debemos considerarlo como una enfermedad, aunque en muchas ocasiones lo parezca.

Hoy en día los médicos siguen el proceso del embarazo de un modo bastante estandarizado. Existen pocas diferencias entre los protocolos de unos centros y los de otros, y prácticamente en todas partes se hace lo mismo. Da igual si en tu caso vigila tu embarazo una matrona o un ginecólogo, porque más o menos acabarás haciendo lo que te describimos a continuación.

Las visitas en la consulta

Los profesionales dividimos el embarazo en semanas, aunque la mayoría de las mujeres embarazadas lo cuentan en meses. Nunca nos pondremos de acuerdo. Una gestación suele durar unas 40 semanas (280 días), aunque en la especie humana se considera normal que dure entre 37 y 42 semanas. Si el embarazo finaliza antes de la semana 37, hablamos de prematuridad (embarazo pretérmino), si finaliza a partir de la semana 42, hablamos de gestación postérmino (cronológicamente prolongada).

Por norma general, las mujeres embarazadas se visitan en la consulta cada cuatro semanas (una vez al mes), tras comenzar el seguimiento del embarazo entre las semanas 8 y 12. A partir de la semana 36, las visitas se hacen más frecuentes, y más aún cuando se sobrepasa la semana 40. En una gestación de curso normal se pueden hacer unas nueve o diez visitas.

En cada visita se hacen unas comprobaciones rutinarias: te miran el peso, la tensión arterial, el latido del bebé o la altura uterina. A partir del segundo trimestre analizamos la presencia de proteínas o de células inflamatorias en la orina, lo cual es importante para descartar la preeclampsia o las infecciones de orina. Ya cuando te encuentras al final del embarazo, o incluso antes si tienes determinados síntomas, se hace una valoración de la dilatación del cuello del útero.

Los profesionales también aprovechan las visitas para recomendarte hábitos saludables o preguntarte sobre determinados problemas que son frecuentes en el embarazo. El estreñimiento, la acidez, las varices y los calambres en las piernas suelen ser parte del precio que vas a pagar por el mero hecho de estar embarazada. No te preocupes, y coméntale sin miedo a tu ginecólogo estos síntomas, ya que la mayoría de ellos tienen solución. Es cierto que muchos medicamentos no se pueden tomar estando embarazada, pero podemos darte tratamientos y consejos que te ayudarán a mitigar estos síntomas.

Evidentemente, en las visitas se comentan las pruebas que conviene realizar a cada momento, y se hacen las solicitudes.

Las ecografías

De todas las pruebas que se realizan en el embarazo, la ecografía es la reina. ¿A quién no le gusta ver a su bebé y comprobar que todo va bien? Es fundamental saber que la ecografía tiene dos objetivos principales: por un lado, permite detectar o sospechar la presencia de determinados trastornos; por el otro, permite a la madre (y a la pareja) generar un vínculo emocional especial con el bebé, cosa no menos importante. Esta circunstancia en ocasiones genera algunos conflictos entre el profesional y la gestante. El profesional se queja de que la embarazada «solo viene a obtener una buena foto y a saber el sexo del bebé», con lo cual menosprecia la parte médica de la ecografía. En cambio, las mujeres suelen mostrar su disgusto por que la «exploración es muy fría y demasiado técnica, poco humana». Como en casi todo, en el término medio está la virtud. Es preciso comprender que en ocasiones realizar la ecografía es complejo (por la posición del bebé, por ejemplo) y requiere un método que exige una gran concentración. Si el profesional que está realizando la ecografía se pone muy serio es porque le da la importancia que merece. Seguro que al terminar de explorar el feto habrá tiempo para disfrutar de las bonitas imágenes que ofrece esta técnica.

Cada una de las ecografías que se realizan a lo largo del embarazo tiene un objetivo distinto. A continuación, vamos a explicar por qué se hacen las más importantes.

La primera ecografía: Actualmente la primera ecografía suele realizarse entre la semana 8 y la semana 10. Es una ecografía esencial, pero sencilla de realizar, que en la inmensa mayoría de los casos se hace a través de la vagina (transvaginalmente). Su primer objetivo es confirmar que el embrión está situado en el sitio correcto (recuerda que en ocasiones puede estar fuera del útero) y comprobar el número de embriones que hay. Las gestaciones gemelares son frecuentes a partir de los 40 años ya que, en muchas ocasiones, son producto de los tratamientos de fecundación in vitro, pues a veces se transfiere más de un embrión. Asimismo, esta ecografía sirve para confirmar las semanas de gestación. No es infrecuente, cuando se trata de mujeres que tienen ciclos irregulares, que haya una discrepancia entre las semanas de gestación calculadas desde la última regla y las semanas de gestación observadas en la ecografía. En estos casos, es la ecografía la ganadora. Podríamos decir que, cuando hay dudas, la ecografía siempre tiene razón.

Hacer una revisión adecuada de la anatomía del útero y los ovarios también es importante. En ocasiones se descubren quistes en los ovarios o miomas en el útero que convendrá controlar durante la gestación.

La ecografía del cribado de cromosomopatías: Detrás de este nombre tan rimbombante se encuentra una de las ecografías más importantes del embarazo. Hay que realizarla en un momento muy concreto del embarazo, normalmente entre las semanas 12 y 14, y con ella se miden una serie de parámetros que se utilizan para calcular el riesgo de cromosomopatías. En realidad, solo se calcula el riesgo de que el embrión presente alguna de las trisomías más frecuentes en la especie humana: la del síndrome de Down (trisomía 21), la del síndrome de Edwards (trisomía 18) y la del síndrome de Pateau (trisomía 13). En esta prueba se mide la famosa translucencia nucal, que no es otra cosa que el grosor de la nuca del feto. Este parámetro, junto con una serie de determinaciones analíticas y junto con tu edad (o la edad de la donante de óvulos), es lo que nos va a permitir realizar el cálculo del riesgo. Por norma general, los fetos en los que se aprecia un mayor engrosamiento de la translucencia nucal tienen un mayor riesgo de presentar una cromosomopatía y, por tanto, en estos casos será necesario realizar otra prueba, mediante una técnica invasiva, para poder llegar a un diagnóstico correcto. Además, con esta ecografía también se puede hacer una primera valoración anatómica del feto y descartar algunas malformaciones severas y letales.

La ecografía morfológica: Esta ecografía, que se realiza entre la semana 20 y la semana 22, es, según la opinión de la mayoría de los ginecólogos, la prueba más determinante para el diagnóstico de malformaciones. En este momento el feto ya ha alcanzado un tamaño considerable y, por tanto, sus órganos se pueden estudiar con mayor detalle. Es una prueba un poco más laboriosa que otras y suele ser la ecografía a la que los profesionales dedican más tiempo. Se revisa, órgano por órgano, la anatomía fetal y se comprueba que todo se haya formado correctamente, pues muchas de las malformaciones diagnosticables a través de la ecografía ya son visibles. Es cierto que existen otras anomalías morfológicas que pueden aparecer más tarde en el embarazo, pero la gran mayoría se manifiestan en estas semanas.

El momento en que se realiza esta ecografía no solo lo determina el tamaño del feto, sino también la ley de plazos para realizar una interrupción del embarazo. Recuerda que en España tenemos una ley de plazos que permite interrumpir la gestación, en el caso de que el feto presente alguna patología, hasta la semana 22. Una vez pasada la semana 22 también es posible interrumpir la gestación, pero solo en casos de patología fetal o materna muy severa. Además, se requiere la aprobación de un comité multidisciplinario y no suele ser fácil que se autoricen las interrupciones en este punto del embarazo. Por tanto, el tiempo transcurrido hasta la semana 22 es determinante para poder llegar a un diagnóstico preciso cuando se encuentra algo fuera de lo normal.

En algunos centros se aprovecha esta ecografía para evaluar, transvaginalmente, la longitud del cuello del útero. Esta medida guarda relación con el riesgo de que el parto sea prematuro. Para aquellas mujeres que tienen un cuello más corto de lo normal el riesgo de que el parto se adelante antes de la semana 37 es tres veces mayor.

Las ecografías de seguimiento del crecimiento: Dependiendo del centro donde realices el control del embarazo, te harán una o varias de estas pruebas. En nuestro centro realizamos una de estas ecografías cerca de la semana 28 y otra en la semana 36. Así podemos diagnosticar tanto los problemas de crecimiento que aparecen de manera precoz como aquellos que en ocasiones se manifiestan tardíamente. Los profesionales discrepan sobre el número y el momento de realizar estas ecografías. Muchos optan por hacer una sola valoración del crecimiento en la semana 32 o 33. Básicamente, lo que se hace con esta ecografía es medir al feto y estimar su peso. Es importante que tengas presente que la referencia que se maneja para evaluar el crecimiento fetal es una estimación, y por tanto hay que asumir cierto margen de error (normalmente cercano al 15 %). Una vez que obtenemos el peso fetal estimado, comparamos este peso con unas curvas poblacionales para determinar si el bebé tiene un crecimiento adecuado o no. Los ginecólogos también discrepan en relación con las curvas que utilizan para evaluar el crecimiento. Lo normal es usar curvas que representen a tu población. Como puedes comprender, si se usan curvas del norte de Europa las posibilidades de que tu bebé parezca pequeño son altas.

Si el especialista considera que tu bebé es pequeño para la edad gestacional que tiene te pedirá que te hagas una serie de pruebas complementarias y un seguimiento específico. Por lo general, cuando los bebés no crecen de manera adecuada es debido a problemas placentarios, aunque la falta de crecimiento a veces lo causa también un problema infeccioso o genético. A partir de este momento, los controles ecográficos se hacen con más frecuencia para comprobar que el bebé crece correctamente y que su circulación sanguínea discurre con normalidad.

En el caso de que el feto sea demasiado grande también es necesario hacer algunas pruebas, sobre todo encaminadas a descartar la diabetes gestacional. Asimismo, convendrá reevaluar la vía de parto, ya que las posibilidades de que este se complique o de que acabes siendo sometida a una cesárea aumentan.

Las analíticas

En un embarazo de bajo riesgo son pocos los análisis que se hacen. Por norma general se realiza un análisis de sangre y orina cada tres meses. Esto es lo que habitualmente se solicita en ellos:

Serología o infecciones: Al principio del embarazo, si no se ha hecho antes, será preciso evaluar tu serología. Esto permite saber si estás al corriente de determinadas vacunas o si has padecido alguna de las infecciones potencialmente peligrosas durante la gestación. En nuestro entorno se solicita un estudio de hepatitis B y C, VIH, sífilis, rubeola, varicela y toxoplasmosis. Si en tu sangre se detectan anticuerpos frente a la toxoplasmosis, tendrás que adoptar una serie de medidas higiénico-dietéticas que comentaremos más adelante. Esta valoración serológica suele realizarse de manera trimestral.

Hemograma: Sirve para controlar tus niveles de glóbulos rojos, glóbulos blancos y plaquetas. Durante el embarazo se producen una serie de cambios fisiológicos, entre ellos el aumento de los glóbulos blancos y una leve disminución (por dilución) de los glóbulos rojos. Intenta no obsesionarte con los valores de referencia que suele indicar el laboratorio, ya que estos nos contemplan los cambios propios del embarazo. En el caso de que padezcas anemia (cosa bastante frecuente durante el embarazo) tendrás que tomar un suplemento de hierro.

Bioquímica: Con la bioquímica se revisa la función del hígado y de los riñones. Durante la gestación es normal que haya pequeños cambios en la función renal y en la función hepática. Como hemos dicho, no prestes atención a los valores de referencia.

Orina: durante el embarazo se acostumbran a realizar tres cultivos de orina, uno en cada trimestre. Las infecciones de orina no son raras durante la gestación. A veces se encuentran bacterias en la orina aunque no se tengan síntomas de infección, y en estos casos es necesario realizar tratamientos con antibióticos. La presencia de un exceso de bacterias en la orina es un factor que aumenta el riesgo de parto prematuro.

O'Sullivan: Es la prueba que permite identificar a aquellas mujeres que tienen un riesgo incrementado de presentar una diabetes gestacional. Suele realizarse entre la semana 23 y la semana 26, aunque si se dan determinados factores de riesgo puede ser necesario realizarla en el primer trimestre. La prueba consiste en medir los niveles de azúcar en la sangre una hora después de beber un líquido azucarado. En el caso de que esta prueba dé resultados alterados, es importante realizar el test de tolerancia oral a la glucosa, la temida «curva larga». Para ello, tras hacer una dieta específica durante tres días, se hace un nuevo análisis con mediciones horarias de los niveles de azúcar durante tres horas. Si los resultados vuelven a estar alterados, se diagnostica oficialmente diabetes gestacional.

Cultivo del estreptococo: Este es un germen muy concreto que se busca a través de un cultivo vaginal o rectal en la semana 36 aproximadamente. Algunas mujeres son portadoras de esta bacteria sin tener ningún síntoma. Si es tu caso, tendrás que seguir un tratamiento antibiótico durante el parto, no antes, ya que es en el momento del parto cuando el bebé se «contamina» y puede sufrir complicaciones.

Pruebas genéticas

Como es natural, todos queremos tener un bebé sano y, aunque sabemos que es improbable que nuestro hijo nazca con una alteración genética, nos preocupa el hecho de que pueda padecer una enfermedad muy incapacitante. Por suerte, hoy en día disponemos de múltiples herramientas que nos ayudan a llegar a un diagnóstico correcto: desde análisis de sangre que permiten calcular la probabilidad de padecer determinadas enfermedades genéticas hasta técnicas invasivas que descartan muchos de estos problemas.

Es importante entender que nuestro material genético es como un manual de instrucciones muy complejo. Dicho manual en ocasiones contiene errores que pueden afectar a una parte variable de la información. Imaginemos que nos encontramos con un manual que tiene alterado el número de capítulos, por exceso o por defecto; entonces hablamos de alteraciones cromosómicas numéricas. O que lo que se ha visto alterado son algunos párrafos del manual; cuando es así hablamos de microdelecciones. Por último, si lo que aparece es una falta de ortografía en una palabra concreta del manual, nos hallamos ante una mutación genética. Como ves, en función de la extensión y de la localización del error tenemos unas enfermedades u otras. Esta distinción es importante porque hoy en día es posible profundizar en el diagnóstico de dichas enfermedades tanto como queramos. Las únicas limitaciones son el coste económico de las pruebas y el tiempo que empleamos en realizarlas. En muchas ocasiones los padres expresan en la consulta el deseo de «hacer todo lo que sea posible para garantizar que el bebé viene bien». Para aclarar de qué estamos hablando intentaremos explicar cuáles son las herramientas que tenemos actualmente a nuestra disposición:

Cálculo del riesgo de cromosomopatías (triple *screening*): Se fundamenta principalmente en los datos obtenidos mediante la ecografía de la semana 12, la del cribado de cromosomopatías que hemos explicado más arriba. Con esta prueba se calcula el riesgo de que el bebé presente síndrome de Down (trisomía 21), síndrome de Edwards (trisomía 18) o síndrome de Pateau (trisomía 13). Conviene saber que, realizada correctamente, esta prueba permite detectar alrededor del 85 % de estos tipos alteraciones cromosómicas. En el caso de que la prueba indique que el riesgo es alto, será necesario confirmar el diagnóstico mediante una técnica invasiva.

Biopsia de corion: Es la técnica invasiva, que se puede realizar de manera más precoz, a partir de la semana 12. Hay dos formas de llevarla a cabo: con una punción en el abdomen o a través de la vagina. Lo que se obtiene de este modo es una muestra del corion, de la placenta. El corion contiene el mismo material genético que el feto, y, salvo excepciones, hacer la biopsia de corion equivale a biopsiar el feto. Esta técnica no está exenta de riesgos y en ocasiones puede conllevar la pérdida de la gestación, pues comporta un riesgo de aborto del 1 % aproximadamente.

Amniocentesis: Es otra técnica invasiva, y se puede realizar a partir de la semana 16. Consiste en puncionar el abdomen para obtener una cierta cantidad de líquido amniótico. En este líquido amniótico flotan células fetales, que son analizadas. Uno de sus inconvenientes es que hay que esperar a la semana 16, lo cual retrasa el diagnóstico, pero por el contrario presenta una tasa de aborto más baja que la biopsia de corion (inferior al 1 %).

Test no invasivo (TNI): Es la última de las herramientas que tenemos a nuestra disposición para cribar algunas alteraciones genéticas. Se ha hecho famosa por dos motivos, uno bueno y otro malo. El motivo bueno es que se realiza con una técnica no invasiva y que por tanto no genera ningún riesgo para la gestación, simplemente hay que hacer un análisis de sangre. El motivo malo es que ha generado cierta confusión en la sociedad, ya que mucha gente piensa que es como hacer una amniocentesis en la sangre, y no es así. Por tanto, vamos a aclarar qué se consigue con el TNI y cuáles son sus limitaciones.

Un TNI es un cálculo de riesgo, no es una prueba diagnóstica. No te va a decir si tu bebé tiene síndrome de Down o síndrome de Edwards. Indica si el riesgo de que presente alguna de estas enfermedades es alto o bajo. Para confirmar el diagnóstico, al menos de momento, se requerirá una técnica invasiva para hacer la amniocentesis o la biopsia de corion.

Entonces ¿qué ventaja tiene sobre el triple *screening*? ¡Buena pregunta! La principal ventaja es su sensibilidad, su capacidad de detectar estos problemas. Recuerda que el triple *screening* detecta casi el 85 % de los casos; el TNI, en cambio, es capaz de detectar entre el 98 y el 99 % de ellos. Otra de sus ventajas es su alto valor predictivo negativo (cercano al 99 %), es decir: si el TNI dice que el riesgo es bajo, es prácticamente imposible que la enfermedad esté presente.

Esta prueba puede realizarse desde la semana 10. Antes el resultado seguramente no se podría interpretar, pues es necesario que haya una cierta cantidad de ADN del feto circulando en tu sangre. Cuantas más semanas lleves de embarazo más ADN fetal habrá. Normalmente los especialistas solicitan la prueba cuando existe un riesgo intermedio de alteración cromosómica (entre 1/270 y 1/1000). Por lo tanto, antes del TNI te recomendamos que te hagas un triple *screening*. Si tu médico no te lo indica y tú quieres hacértelo de todos modos, el único problema será para tu bolsillo, ya que como hemos dicho no entraña riesgos para el bebé.

Me han indicado una técnica invasiva.
¿Qué puedo mirar?

Con el material genético obtenido mediante las técnicas invasivas se pueden hacer distintas pruebas. Recuerda que las pruebas encuentran aquello que les decimos que busquen. Es una frase un poco tonta pero llena de sentido. Por ejemplo, un cariotipo normal no significa que el bebé no tenga ninguna enfermedad genética, significa que no sobra ni falta ningún cromosoma, de modo que lo importante es apuntar bien el tiro y saber qué ofrece cada prueba. Las posibilidades son las siguientes:

Cariotipo: Es la prueba clásica. Consiste en analizar los cromosomas del bebé y comprobar que no existan alteraciones numéricas ni estructurales «gordas». Se consideran alteraciones numéricas el síndrome de Down, el síndrome de Edwards, el síndrome de Pateau o el síndrome de Turner, entre otros. El cariotipo también es capaz de ver alteraciones estructurales como las translocaciones (cuando un trozo de un cromosoma está donde no toca) o las delecciones (cuando falta un trozo grande de un cromosoma). Tiene un pequeño inconveniente, y es que para poder realizarlo hay que esperar a que crezcan las células fetales en un medio de cultivo, cosa que requiere de un plazo de casi tres semanas.

QF-PCR: Es la técnica más rápida. Consiste en marcar los cromosomas 13, 18 y 21 con un colorante fluorescente en las células fetales. Así, al mirar las células a través del microscopio es posible contar los puntos de color. No requiere cultivo celular y por tanto el resultado se puede dar en 24 o 48 horas. Este es bueno cuando se descartan los síndromes de Down, Edwards y Pateau, que ya es mucho.

Array-CGH: Es un estudio de microdelecciones. La microdelección es una alteración en la que hay un exceso (por duplicación) o un defecto en el material genético. Normalmente la alteración afecta a más de un gen, de modo que los síntomas y signos pueden ser variados. Por eso hablamos de síndromes. Existen muchos síndromes asociados a diferentes microdelecciones, la mayoría de los cuales aparecen muy raramente en la especie humana: los sufren una de cada diez mil personas. El problema es que cuando se calcula la probabilidad de presentar alguna microdelección hay que sumar el riesgo de presentar cada una de ellas por separado, y entonces el riesgo sube. Se considera que en la especie humana uno de cada doscientos cincuenta bebés nacidos tiene una microdelección. Como puedes ver, el riesgo no es despreciable. Hoy en día muchas guías de atención clínica recomiendan realizar esta prueba siempre que se practica una técnica invasiva por otro motivo, debido al riesgo acumulado tan elevado. Por suerte, en la actualidad, disponemos de *chips* que permiten estudiar la mayoría de las microdelecciones de manera agrupada. En ocasiones valorar los resultados es una tarea compleja y debe hacerla un genetista.

Mutaciones: En este caso se busca una mutación que afecta a un gen concreto. La prueba se hace bien porque los progenitores son portadores de alguna mutación, bien por la sospecha de alguna enfermedad tras realizar una ecografía. Una de las enfermedades causadas por una mutación es, por ejemplo, la acondroplasia (el enanismo). Se trata de una displasia (alteración en el crecimiento) de los huesos largos. Cuando en la ecografía se detecta que los huesos del feto no crecen con normalidad, los especialistas recomiendan realizar una técnica invasiva para descartar esta enfermedad. En otras ocasiones se buscan mutaciones porque los padres son portadores, como ocurriría en el caso de que los padres fueran portadores de la talasemia (un tipo de anemia muy frecuente en el Mediterráneo).

Infecciones: Por último, es útil mencionar aquí, aunque no tiene nada que ver con la genética, que una amniocentesis permite diagnosticar infecciones que pueden estar afectando al feto. Algunas de estas infecciones son la toxoplasmosis o la infección por citomegalovirus. Cuando por los síntomas que padece la madre o por los resultados de la analítica se sospecha que hay infección fetal, la amniocentesis da la posibilidad de confirmar si el feto se halla afectado por la infección o no.

El registro cardiotocográfico

El registro cardiotocográfico, comúnmente conocido como «las correas» (tranquila, no te van a atar a ningún sitio), es una prueba destinada a comprobar el bienestar del feto al final del embarazo. En su origen resultó muy útil para la vigilancia fetal durante el parto, pero posteriormente se popularizó su uso y se empezó a practicar también antes del parto.

La prueba suele realizarse al final del embarazo, aunque su uso varía de un centro a otro. Consiste en registrar, mediante unos sensores externos colocados sobre la barriga en una cinta elástica, la frecuencia cardiaca del feto y la presencia de contracciones. Ambas variables se imprimen en una gráfica. Si la gráfica cumple una serie de criterios se puede decir que el bebé se encuentra bien.

Aunque los estudios científicos han demostrado que en los embarazos de bajo riesgo, que son la mayoría, esta prueba no mejora ni el pronóstico de la gestación ni los resultados perinatales, seguimos haciéndola debido a que no se concibe un seguimiento del embarazo sin pasar por «las correas». Se puede afirmar que no vale para nada, pero que no hay manera de dejar de hacerla.

PRECAUCIONES NECESARIAS DURANTE EL EMBARAZO

Antes de comenzar a desglosar una lista interminable de consejos y recomendaciones, conviene que tengas claro que, como ya hemos dicho, el embarazo no es una enfermedad. Salvo que el médico te indique lo contrario, basta con seguir una dieta equilibrada y realizar un poco de ejercicio con regularidad para tener un embarazo saludable. Sobre todo, no te atormentes imponiéndote una superdieta o un reposo absoluto para evitar problemas durante el embarazo.

La alimentación

Sobra decir que la alimentación es importante en el embarazo, quizá tanto como decir que la alimentación en raras ocasiones es un problema en nuestro entorno. Y si lo es, lo es por exceso. Es cierto que debes comer unas cinco veces al día e incrementar ligeramente la cantidad de calorías ingeridas. El objetivo es engordar entre 8 y 12 kilos durante el embarazo, aunque dicho objetivo puede variar un poco en función del peso de partida. Es normal que las primeras semanas no engordes prácticamente nada, incluso que pierdas peso por las náuseas y los vómitos. No te preocupes, ya lo recuperarás.

Muchas mujeres acuden a la consulta angustiadas por consejos bienintencionados, cosas que han leído y leyendas urbanas sobre lo que conviene y no conviene comer durante la gestación. Vamos a intentar verter algo de luz sobre este tema.

El toxoplasma y la alimentación: La toxoplasmosis es una enfermedad causada por un protozoo que transmiten los gatos a través de sus excrementos. Un gato infectado solo elimina el protozoo durante los primeros quince días después de infectarse. Una vez que los excrementos contaminan el terreno, el protozoo entra en la cadena alimentaria y afecta a verduras, carne, fruta... La contaminación de superficies puede hacer llegar el toxoplasma al pescado o al marisco, pero no es lo más frecuente. Conocer la cadena de transmisión del protozoo ayuda a recordar qué alimentos es preciso evitar. No debes consumir carne cruda (da igual de qué tipo sea), ni quesos no pasteurizados, ni huevo crudo, ni leche cruda. Si te gusta la carne poco hecha, puedes congelarla previamente: las temperaturas por debajo de los -18 °C eliminan el toxoplasma. En cuanto a las verduras y a las frutas, tienes que lavarlas cuidadosamente antes de comértelas. También debes tener cuidado con los utensilios de cocina o las superficies de trabajo: debes mantenerlos limpios para evitar la contaminación de alimentos con cuchillos o tablas de cortar.

El embutido requiere una aclaración especial, ya que ha sido maltratado durante muchos años. Es muy raro que el embutido no cocido contenga toxoplasma, pues se sabe que los procesos de curación o salazón eliminan el protozoo. Si por seguridad quieres congelarlo, descartarás el pequeño riesgo residual, pero ¡no renuncies al jamón!

El pescado: El pescado debe formar parte de tu dieta porque es una fuente de proteínas y aporta nutrientes esenciales, como los ácidos omega-3. El problema es el pescado de tamaño grande. Cuanto mayor es un pez, más cantidad de metales pesados, como el metil-mercurio, contiene. Es preciso tener precaución o reducir la ingesta de pescados como el pez espada, el emperador, el tiburón o los atunes grandes.

Por otro lado, está la cuestión del anisakis, un pequeño gusano incrustado en la carne de algunos pescados. No hay pruebas de que el anisakis provoque problemas graves al feto. Para evitar el contagio basta con cocinar bien el pescado o, en el caso de que se vaya a consumir crudo, congelarlo previamente.

La listeria: Es una bacteria presente en determinados alimentos, sobre todo en quesos no pasteurizados y en alimentos procesados o precocinados. También puede encontrarse en los embutidos, la carne cruda y las frutas y verduras. Aunque es menos frecuente que el toxoplasma, debido a los graves problemas que puede causar durante el embarazo, conviene tenerla en cuenta. Cocina bien los alimentos, evita en lo posible los embutidos de origen casero y lava a conciencia frutas y verduras. Una correcta limpieza de la cocina y el frigorífico ayuda a evitar el contagio.

Conservas: La restricción del consumo de atún en lata es un tema recurrente en las consultas. Como ya hemos comentado, los atunes pueden contener altas concentraciones de metil-mercurio y por tanto no conviene abusar de su consumo. Por suerte, para la fabricación de conservas, se emplea atún blanco (el famoso bonito del norte) que es más pequeño y no acumula tantos metales pesados.

Café e infusiones: No está demostrado que tomar café sea perjudicial para el embarazo. Hoy en día se acepta que el consumo de hasta 200 mg al día no genera riesgos para el bebé, así que puedes tomar dos tazas de café diarias sin problemas. Debes tener en cuenta que las bebidas de cola, el té o el chocolate también contienen cafeína.

Las infusiones como el té, la manzanilla o el tomillo no son perjudiciales si solo se toma una taza al día. La tila y la melisa también se pueden consumir con moderación. En cambio, debes evitar las infusiones de boldo, poleo y regaliz.

El deporte

El ejercicio físico no solo no está contraindicado, sino que está recomendado. Evidentemente, si antes ya no eras una persona muy activa, por no decir sedentaria, el embarazo no será el mejor momento para iniciarte en la práctica del deporte.

Está muy extendida la idea de que durante el embarazo conviene hacer reposo, pero no se ha demostrado científicamente que el reposo disminuya el riesgo de aborto o de tener un parto prematuro. Sí se ha demostrado, por el contrario, que hacer ejercicio de forma moderada es beneficioso para disminuir el riesgo de diabetes gestacional, evitar el incremento excesivo de peso, mejorar la circulación de las piernas, reducir los problemas de ansiedad y mejorar la autoestima. Cuando exista alguna circunstancia que lo requiera es posible que tu médico te recomiende reposo o disminuir la actividad física. El hecho de que al final del embarazo notes contracciones con la actividad física es bastante habitual. No debes preocuparte, siempre y cuando desaparezcan con el reposo.

Aun así, no todos los deportes son compatibles con el embarazo. Mientras estés embarazada, no es aconsejable que practiques deportes de contacto (kárate, kick-boxing...), ni aquellos que requieran un ejercicio extenuante o el levantamiento de peso (sobre todo por los problemas de espalda que pueden originar). Estos son algunos de los deportes que puedes practicar sin miedo:

Natación: Aporta dos beneficios importantes: por un lado, fortalece la espalda, que sufre bastante durante el embarazo, y, por el otro, permite realizar una actividad física adecuada, ya que al flotar se evita torturar las rodillas y los pies. Puedes nadar durante todo el embarazo, incluso en las últimas semanas. No hay pruebas de que la pérdida del tapón mucoso o la dilatación del cuello aumente el riesgo de infección por la entrada de agua.

Caminar: Es habitual ver mujeres embarazadas gastando zapatillas en parques y paseos, puesto que caminar no requiere conocimientos previos ni tampoco una preparación física especial. Ponte ropa y calzado cómodos, y en verano evita las horas de más calor. Al final del embarazo, al caminar puedes sentir contracciones o dolor en el pubis; si te ocurre esto, busca un parque o un lugar con muchos bancos para poder sentarte cuando te apetezca.

Yoga y pilates: Existen clases adaptadas al embarazo. Las dos actividades mejoran el tono muscular de la espalda, lo cual mitiga los dolores lumbares, que como sabes son muy frecuentes en el embarazo. Por otro lado, favorecerán la elasticidad de tus articulaciones y te ayudarán a relajarte.

Correr: El running (ahora lo llaman así) es el deporte de moda y por suerte es compatible con el embarazo. Si estabas acostumbrada a correr antes de quedarte embarazada, podrás seguir practicando esta actividad. Es importante que tengas en cuenta una serie de recomendaciones. Es preciso que disminuyas el ritmo y trates de no sobrepasar una frecuencia cardiaca de 150 lpm (lo mejor es utilizar algún dispositivo que te ayude a controlar la frecuencia cardiaca). Evita los cambios bruscos de ritmo e intenta correr por terrenos llanos donde puedas mantener fácilmente el equilibrio. En el último trimestre tendrás que bajar el ritmo o alternar carrera y paseo. Recuerda siempre que la hidratación es muy importante.

Bicicleta: Montar en bicicleta puede ser divertido en el embarazo; es un ejercicio que no requiere un gran esfuerzo y evita sobrecargar las rodillas. Sin embargo, es preciso tener en cuenta dos cosas: al final del embarazo a veces cuesta mantener el equilibrio (por la barriga), así que ten cuidado con las caídas; en el último trimestre es probable que tus genitales externos estén un poco «hinchados» y que pedalear no resulte muy agradable.

Los viajes

No existe ningún medio de transporte que esté contraindicado en el embarazo. El inconveniente es que permanecer en la misma postura durante mucho rato puede suponer un riesgo de trombosis. Da igual que estés sentada en un avión, en un tren o en un coche, lo importante es que cada hora y media o dos horas actives la circulación de las piernas para evitar este problema. Si vas en coche, haz una parada y camina y estira las piernas (aprovecha también para ir al baño). En el avión o en el tren pasea un poco por el pasillo.

La mayoría de las compañías aéreas solicitan un informe médico a las mujeres embarazadas de más de 28 semanas para aceptarlas en los vuelos, con el objetivo de no correr el riesgo de que te pongas de parto o de que ocurra cualquier contratiempo que provoque un incidente en vuelo (como tener que desviar el vuelo para que seas atendida). Dicho de otra manera, eres una cliente que puede dar problemas y prefieren no pillarse los dedos. A partir de la semana 32 o 34 en muchas compañías se negarán a aceptarte en vuelos largos. Cuanto más largo sea el vuelo más problemas te pondrán.

Ya que es una duda frecuente en las consultas, conviene aclarar que no existe ningún problema en que atravieses el arco magnético de los controles de seguridad de los aeropuertos. ¡Otra cosa sería pasar por los rayos X que controlan el equipaje!

Algunas navieras exigen los mismos certificados médicos que las compañías aéreas. Las razones son las mismas: evitar problemas que puedan afectar al resto del pasaje.

Si vas en coche, recuerda que el empleo del cinturón de seguridad es obligatorio. Cuando seas tú la conductora, ten presente que en el primer trimestre las náuseas y los mareos pueden reducir tus reflejos y provocar un accidente. En el último trimestre, si tienes la barriga muy grande, te costará llegar al volante y a los pedales. No menosprecies tus limitaciones al volante y evita conducir si no te sientes segura.

El sexo

Durante el embarazo no es contraproducente, salvo que así te lo indique tu médico, llevar una vida sexual activa. Para disfrutar del sexo como venías haciendo hasta ahora, basta con que recuerdes esta serie de cuestiones:

Cambios en la libido: Los cambios son normales a lo largo del embarazo. En el primer trimestre el sueño (provocado por la progesterona) y las náuseas hacen que no seas la mejor pareja sexual. Tú y tu pareja debéis tener paciencia, ya que, normalmente, en el segundo trimestre la cosa mejora. En el tercer trimestre puede que resulte complicado encontrar una postura cómoda en que la barriga no suponga una barrera. Al final del embarazo el cansancio suele hacer que el sexo pase al final de tu lista de tareas diarias.

Es importante que en la pareja se respeten los deseos del otro. Algunos hombres sienten rechazo por el sexo durante el embarazo. Este rechazo puede producirse por los cambios físicos que experimenta el cuerpo de la mujer o incluso por miedo a que las relaciones sexuales dañen al feto.

Sangrado: En ocasiones aparecen pequeños sangrados vaginales tras mantener relaciones sexuales. No te asustes, ya que suelen proceder de pequeñas erosiones en la mucosa que reviste el cuello del útero. Solo en el caso de que el sangrado sea importante (como una regla) o sientas un dolor intenso debes acudir al médico.

Contracciones: Es habitual que los orgasmos provoquen contracciones uterinas suaves, ya que durante los mismos se libera oxitocina. Asimismo, se sabe que el semen presenta pequeñas concentraciones de prostaglandinas, que también pueden causar pequeñas contracciones. Estas contracciones no son motivo de preocupación, ya que es muy improbable que lleguen a desencadenar el parto.

¿Es muy arriesgado un embarazo a partir de los 40 años?

Realmente los problemas maternos o fetales son muy infrecuentes a cualquier edad. Si tu estado de salud es bueno y no presentas ninguna enfermedad crónica, los riesgos para la madre son pocos. Mención aparte merece el riesgo de aborto espontáneo, que se incrementa a medida que aumenta la edad materna. Una vez sobrepasada la semana 12, los riesgos fetales no son importantes.

¿Son altas las probabilidades de tener un hijo con malformaciones por ser una madre mayor?

Aunque está muy extendida la idea de que con la edad el número de malformaciones aumenta de manera significativa, esto no es del todo cierto. Si descartamos aquellas situaciones asociadas a alteraciones cromosómicas o genéticas, no existen evidencias de que la edad incremente la frecuencia de las malformaciones.

¿Las ecografías pueden causar problemas al feto?

Actualmente no existen evidencias científicas que indiquen que las ecografías pueden perjudicar al feto. El único efecto biológico conocido de la ecografía es el aumento de la temperatura, pero solo cuando se emplean altas frecuencias.

¿La amniocentesis tiene riesgos?

El riesgo de aborto de la amniocentesis es muy bajo. Se estima que está situado en el 0,5 %, aunque algunos estudios recientes parecen indicar que la amniocentesis no aumenta el riesgo de aborto.

¿Existe una amniocentesis que se realiza con la sangre materna?

No. No se puede obtener los mismos resultados a partir de la sangre materna. Lo que hoy en día tenemos es una prueba que permite calcular el riesgo de algunas alteraciones cromosómicas. No es una prueba diagnóstica y, por tanto, no es equiparable a los resultados obtenidos a través de una amniocentesis.

¿Puedo comer jamón ibérico?

El toxoplasma está presente en menos del 1 % de los jamones analizados. Se considera por tanto un alimento muy seguro. Si quieres añadir un extra de seguridad puedes congelarlo. Meterlo en el congelador de casa durante al menos dos días es suficiente.

¿Puedo comer sushi?

Por norma general, el sushi que se vende en España se hace con pescado congelado para eliminar el anisakis, que es un parásito que no tiene nada que ver con el embarazo ni con el toxoplasma. El anisakis puede dar reacciones alérgicas severas, tanto si estás embarazada como si no.

¿Se puede tomar café estando embarazada?

Aunque el consumo de café se asocia a un aumento del riesgo de aborto, se considera seguro tomar hasta dos tazas de café al día. Recuerda que existen otros alimentos que también contienen cafeína, como el chocolate o los refrescos de cola.

¿Puedo hacer ejercicio estando embarazada?

Si estás acostumbrada a hacer ejercicio, no representa ningún problema continuar con tu actividad física. Recuerda que los deportes de contacto (artes marciales o boxeo) no están aconsejados, tampoco aquellos ejercicios muy extenuantes. Si no tienes una buena forma física, puedes empezar por andar o nadar, ya que son tipos de ejercicio fáciles de mantener a lo largo del embarazo.

¿Puedo viajar en avión?

No existen problemas asociados al medio de transporte. Solo debes tener en cuenta la duración del viaje. En aquellos vuelos largos levántate y camina por el pasillo del avión cada dos horas. Tampoco es problemático pasar por los detectores de metales.

¿El sexo es seguro durante el embarazo?

Mantener una vida sexual activa se considera seguro y beneficioso para la madre. No hay riesgo de aborto por mantener relaciones sexuales en el primer trimestre. Solo debes evitar las relaciones sexuales si te resultan incómodas o si te lo recomienda un médico.

Tengo mucha acidez. ¿El bebé tendrá mucho pelo?

No existe asociación entre la acidez o el reflujo gastro-esofágico y la cantidad de pelo del bebé. De hecho, casi todas las mujeres tienen este síntoma debido a la compresión que ejerce el útero sobre el estómago. Intenta no comer mucha cantidad y no tumbarte inmediatamente después de comer.

¿Cuándo debo notar los movimientos del bebé?

La mayoría de las mujeres perciben los primeros movimientos fetales entre las semanas 20 y 22. Es cierto que aquellas mujeres que ya han tenido hijos pueden notarlos más precozmente. Aquellas mujeres que presentan sobrepeso pueden ver retrasado este momento, lo cual también ocurre si la placenta está situada en la cara anterior del útero.

¿Puedo evitar la aparición de estrías?

La verdad es que es bastante complicado. En la aparición de las famosas estrías intervienen determinados factores: la calidad de nuestro colágeno (determinada por nuestra genética), el peso del bebé o los kilos que engordemos en el embarazo. Solamente debemos mantener la piel bien hidratada, ya que las cremas antiestrías no han demostrado ser muy eficaces.

¿Qué vacunas debo ponerme estando embarazada?

Actualmente están recomendadas las vacunas de la tos ferina, la de la gripe (si coincide tu embarazo con la campaña estacional) y la vacuna del tétanos. El empleo de estas vacunas se considera seguro durante el embarazo.

EL PARTO

Por Sonia Rombaut

¿EL PARTO ES SEGURO A MI EDAD? RIESGOS MATERNOS

El parto es uno de los momentos más esperados y emocionantes que vivirás como madre. Probablemente has visualizado cómo será tu parto y te has preguntado cuándo llegará, cómo se iniciará y cómo podrás participar. A menudo representa el final de una carrera de obstáculos que muchas mujeres hace años que empezaron. Las expectativas suelen ser muy altas y las incertidumbres alrededor del modo en que se desencadenará también.

El parto es un proceso fisiológico que la mayor parte de las mujeres pueden vivir sin problemas ya que, afortunadamente, casi todos los nacimientos se desarrollan con facilidad, sin complicaciones. La mayoría de las mujeres se ponen de parto de manera espontánea, y, tras un trabajo de parto más o menos largo que termina en un parto vaginal, regresan a casa con un bebé sano. En algunas ocasiones durante el parto, surgen complicaciones inesperadas, a pesar de que todo haya ido bien hasta ese momento.

Por suerte, disponemos de herramientas durante el embarazo y el parto que nos permiten tener el proceso bajo cierto control y hacer que el parto sea, hoy en día, un proceso seguro. Es importante considerar que, cuanto mayor sea la patología pregestacional y cuantos más trastornos sufran la madre o el feto durante el embarazo, mayor será el riesgo de complicaciones durante el parto. Ten en cuenta que el día del parto se desencadenan unos procesos fisiológicos descomunales que el cuerpo compensa y adapta como puede. Se produce un desequilibrio hormonal importantísimo, una redistribución de los fluidos corporales exagerada y un desgaste físico nada despreciable que pone a prueba a la madre tanto en el parto como en el postparto inmediato.

Como hemos visto hasta ahora, los embarazos en mujeres mayores de 40 años se consideran gestaciones de alto riesgo de por sí. Si bien es cierto que un buen estado de salud basal genera mucha confianza a la madre y al obstetra, los riesgos asociados debidos simplemente a la edad no deben ser menospreciados nunca. Además, a medida que pasan lo años estos riesgos se incrementan exponencialmente. No es lo mismo parir con 40 años que parir con 50.

Si consultamos los estudios científicos, veremos que prácticamente todos coinciden en que la tasa de complicaciones es más alta en las mujeres de edad avanzada. No es ninguna novedad. La morbilidad materna, es decir, la tasa de mujeres que tienen alguna complicación grave en el momento del parto, es del 1 % en las mujeres de entre 40 y 44 años; del 1,5 % en las mujeres de entre 45 y 49 años, y del 6 % en las mujeres de más de 50 años. A grandes rasgos, se concluye que a partir de los 40 años tienes entre dos y tres veces más probabilidades que las mujeres jóvenes de que te practiquen una cesárea y de presentar más complicaciones asociadas.

Es evidente que la mortalidad de la madre es la complicación más importante del parto o del embarazo. El riesgo de morir durante el embarazo o el parto es muy bajo en occidente, del orden de 6-7 muertes maternas por cada 100.000 nacimientos. Este riesgo es cinco veces mayor en las mujeres mayores de 40 años que en las menores de 35 años.

Los partos de mujeres con edades avanzadas, sobre todo por encima de los 45 años, son cada vez más frecuentes en nuestro entorno. Este aumento se debe al incremento en el número de pacientes que se someten a técnicas de reproducción asistida. Esto ha permitido a los equipos médicos acumular experiencia y ha ayudado a conocer con más exactitud los riesgos asociados a la edad que presentan estos partos.

Si existen situaciones clínicas que elevan tu riesgo de complicaciones durante el parto es probable que tu ginecólogo te entregue un consentimiento informado. El objetivo de este documento es el de poner en tu conocimiento estos riesgos y hacerte partícipe de los pasos a seguir en caso de que surjan complicaciones.

¿Por qué tienen más riesgos las madres mayores?

Muchas de las complicaciones obstétricas que afectan a las mujeres mayores están relacionadas con el propio proceso de envejecimiento de diferentes órganos. Esto repercute en el deterioro general de la mayoría de las funciones fisiológicas y vitales. Las enfermedades del corazón o de la circulación, así como las enfermedades respiratorias, renales o asociadas a la coagulación son más frecuentes en las madres mayores. Esto se debe a la reducción de la reserva cardíaca, la atrofia muscular, la disminución de la función pulmonar y los cambios en los vasos sanguíneos. Estas situaciones pueden no ser clínicamente evidentes en ausencia de embarazo, pero la carga fisiológica añadida durante el embarazo y especialmente en el momento del parto pueden revelar una disminución en la capacidad de respuesta de estos órganos, lo cual en ocasiones origina complicaciones el día del parto.

Existe también otro factor importante que a menudo no se tiene en cuenta: la obesidad. Está demostrado que las mujeres de mayor edad tienen más sobrepeso y que ganan más kilos durante el embarazo. El sobrepeso y la obesidad complican y agravan la mayoría de los riesgos. Sin tener en cuenta consideraciones estéticas, cuidar el peso antes y durante el embarazo es fundamental para evitar complicaciones durante el parto.

En general, las complicaciones que aparecen no son distintas de las que afrontan el resto de las gestantes. Son las mismas, pero se presentan de forma más frecuente y más severa. Además, dado que existe menor capacidad de respuesta por parte de los mecanismos de compensación de la madre, las complicaciones suelen ser más graves. Es por ello que debemos ser más prudentes y adelantarnos a las circunstancias.

¿Qué riesgos debemos tener en cuenta?

Como hemos dicho, los riesgos no son distintos de los que comporta el parto para una gestante joven, pero sí son más frecuentes y se toleran peor. A continuación, vamos a detallar algunos de ellos.

Partos más instrumentados y cesáreas: El aumento de la edad de la madre se ha asociado a partos más lentos y que progresan con mayor dificultad. Esto, en ocasiones, provoca un aumento de la necesidad de instrumentación (empleo de fórceps, ventosas...) o de la necesidad de finalización mediante cesárea. En el caso de las mujeres que ya han tenido un parto previo es importante considerar el intervalo de tiempo que ha transcurrido entre los embarazos. No es lo mismo si tu último parto fue hace 2 años que si fue hace 15 años. Cuanto más tiempo haya transcurrido más riesgo existe de necesitar ayuda durante el parto.

Los datos de que disponemos nos advierten que a mayor edad mayor es la disfunción uterina y menor la elasticidad de los tejidos que influyen en el desarrollo del parto. Parece que la edad de la madre influye en la repuesta a la oxitocina. Seguro que ya sabes que la oxitocina es la hormona que se produce de manera natural durante los partos. También la podemos administrar farmacológicamente si el parto es inducido o si las contracciones se paran durante un parto natural. Una peculiaridad de las madres mayores es que necesitan una dosis más alta de oxitocina. Probablemente uno de los motivos es la baja respuesta de los receptores de oxitocina en el miometrio y la menor capacidad del útero para contraerse, como ya hemos comentado anteriormente. Se administra en dos momentos diferentes: durante el trabajo de parto y en el postparto inmediato para prevenir la hemorragia postparto. La oxitocina que se administra el día del parto es la misma que podrías segregar tú, no provoca más dolores ni es perjudicial. Muchas mujeres, sin saber por qué, temen la administración de oxitocina. Para que estés tranquila, queremos precisar que cualquier medicamento, en este caso la oxitocina, solo se administra si es necesario.

Hemorragia postparto: Es la complicación más frecuente y una de las más temidas por los obstetras. Se define como la pérdida de más de 500 ml de sangre en un parto vaginal o de más de 1000 ml de sangre en una cesárea. Lo normal es que se produzca un sangrado fisiológico de corta duración una vez ha salido la placenta. Para «controlar» este sangrado el útero debe empezar a contraerse, de forma que el propio útero cierra los vasos maternos que alimentaban la placenta. Es como si el útero se hiciera un torniquete a sí mismo.

La hemorragia postparto tiene diversas causas. La más frecuente es la falta de contracción uterina. Se cree que a mayor edad se acumulan depósitos de algunas sustancias entre las fibras musculares que dificultan la capacidad de contracción. Al fallar esta contracción se pierde más sangre. Otra causa puede ser una lesión provocada por el propio parto en la vagina o el cuello del útero, también más frecuente en las mujeres de edad avanzada por peor elasticidad en las mucosas de los genitales. Asimismo, la hemorragia puede deberse a una alteración en la coagulación, como la que puede ocurrir en pacientes con patología de coagulación o en aquellas que padecen preeclampsia. Por último, a veces la hemorragia la provoca una retención de placenta intrauterina. Este tipo de problemas, llamados acretismos, son más frecuentes a medida que avanza la edad materna.

Según sea la causa, el tratamiento obviamente será diverso. En muchos casos el tratamiento será con fármacos, en otros será necesario acudir a técnicas quirúrgicas. Normalmente utilizamos los tratamientos de manera escalonada para poder controlar el sangrado. En los casos en los que no se responda a las medidas iniciales puede ser necesaria la embolización de la circulación uterina. Mediante este procedimiento se produce un taponamiento «desde dentro» de los vasos sanguíneos. En aquellos casos en los que todo falla y en aras de preservar la vida de la paciente puede ser necesario quitar el útero para controlar el sangrado. Normalmente es la última alternativa pues al quitar el útero no es posible conseguir nuevos embarazos.

Las mujeres mayores tienen más riesgos de sufrir una hemorragia postparto y por lo general toleran peor la pérdida de sangre. Soportan peor las anemias postparto que las mujeres jóvenes; por ello es recomendable que trates de llegar al parto con los niveles óptimos de hemoglobina y unas buenas reservas de hierro.

Infección: De la misma forma que en las madres mayores aumenta el riesgo de infección de la bolsa del líquido amniótico, también aumenta el peligro de desarrollar una infección en el postparto. El sistema inmune se ve afectado durante el embarazo, pues se produce una bajada de defensas fisiológicas para evitar reacciones contra el propio feto. Las madres mayores tienen peores barreras y un peor sistema inmune, y en consecuencia pueden aparecer infecciones imprevistas y estas pueden ser más severas. Además, al aumentar la tasa de cesáreas y partos instrumentados, se favorece un poco más que estas puedan desencadenarse. Aun así, dado que el riesgo general es bajo no se realiza ningún tipo de profilaxis distinta de la que se aplica a las mujeres más jóvenes.

Problemas de placentación: Se ha visto que la tasa de placenta previa casi se multiplica por diez a partir de los 40 años. La placenta previa consiste en una implantación anómala de la placenta: esta se instala interponiéndose entre el feto y la salida del cuello del útero. La placenta previa imposibilita el parto vaginal y obliga a programar una cesárea antes de que la mujer se ponga de parto. Si la madre se pone de parto con la placenta previa, se puede generar un sangrado intenso y grave tanto para el feto como para la madre. La placenta previa, además, puede ocasionar sangrados a lo largo de la gestación que en ocasiones son motivo de ingreso en el hospital.

Otro de los problemas de placentación es el desprendimiento prematuro de la placenta, más frecuente en madres mayores. Ante un desprendimiento de placenta las complicaciones para el feto son inminentes y es obligado practicar una cesárea de urgencia.

Malposición fetal: Se ha visto que con la edad es más habitual que en el momento del parto el feto se encuentre en una posición que no favorece el parto vaginal, por ejemplo, la posición de nalgas o la posición transversa. En el caso de que el feto no se posicione con la cabeza hacia abajo es necesario la realización de una cesárea.

Macrosomas: Otro factor que puede interferir en el parto es el peso del bebé. Los macrosomas (fetos con un peso excesivo, normalmente de más de 4.500 gramos) son más frecuentes en las madres mayores. Muchos de ellos los causa la diabetes, cuya tasa es mayor a estas edades, como se ha explicado en los capítulos anteriores. En los casos en que se sospecha que el peso del feto supera los 4.500 gramos y la madre es diabética, se aconseja practicar una cesárea por el riesgo elevado de distocia de hombros. La distocia de hombros es una de las complicaciones más graves que se pueden presentar en un parto. Se produce cuando, tras la salida de la cabeza, no se pueden liberar los hombros del bebé. Es una situación muy traumática para el bebé y para la madre.

Hoy en día contamos con la ecografía para estimar el peso fetal. El problema es que la ecografía presenta un margen de error que puede llegar a alcanzar el 15 %. Además, cuanto más grande es un feto mayor es el margen de error de las estimaciones ecográficas.

Desgarros perineales y lesiones del suelo pélvico: A medida que pasan los años, los tejidos blandos también sufren ciertos cambios. La cantidad de colágeno se reduce y se pierde elasticidad en la piel y las mucosas. La disminución de los estrógenos a partir de los 40 años hace más evidente esta pérdida de elasticidad y la deshidratación de la mucosa de la vagina y la vulva. Es por ello que con la edad los desgarros y las lesiones de la musculatura que configura el suelo pélvico sean más frecuentes. Asimismo, la tasa de episiotomías es mayor. La episiotomía se ideó para liberar la tensión del perineo de una forma controlada y evitar la lesión del esfínter anal. A pesar de ser un procedimiento muy popular hace unos años en las salas de partos, los médicos son cada vez más prudentes a la hora de llevarlo a cabo. En la mayoría de los casos es preferible un pequeño desgarro que una episiotomía. La cicatrización de estas lesiones va empeorando a medida que cumplimos años y, sobre todo, puede ser más lenta en aquellas pacientes diabéticas. Simplemente hay que ser cautos con las curas, como en cualquier otra herida.

Existen muchos estudios que ratifican una clara asociación entre la incontinencia urinaria de esfuerzo y el hecho de haber tenido hijos pasados los 30 años. Además, tal como acabamos de ver, hay más casos de fetos grandes, probablemente debido a la mayor tasa de diabetes gestacional, así como de partos instrumentados. Esto está absolutamente relacionado con la tasa de desgarros vaginales y lesiones del suelo pélvico. No obstante, aunque la recuperación tras un parto vaginal puede ser un poco más lenta, la mayor parte de las mujeres se recuperan pasada la cuarentena.

Entonces todo esto ¿cómo sucede? Fases del parto

Cómo y cuándo se desencadenará un parto es algo imposible de pronosticar de forma categórica. Lo que sí debes tener en cuenta es que cuantos más años tengas, más probable será que tu embarazo termine de una manera programada. Como la tasa de mortalidad fetal se relaciona con la edad gestacional, no es deseable esperar a etapas tardías del embarazo para la finalización del mismo.

De todas formas, lo normal es que en torno a la semana 40 de embarazo te pongas de parto de manera espontánea. Empezarás a sentir contracciones a un ritmo irregular y de intensidad leve o moderada. Poco a poco se irán incrementando tanto en intensidad como en frecuencia. Habrá un momento en que estas contracciones serán muy dolorosas y regulares, las notarás cada cinco o diez minutos durante un periodo de tiempo considerable. Entonces probablemente estarás de parto.

La expulsión del tapón mucoso es algo a lo que los ginecólogos no prestamos atención. No existe ninguna relación entre la expulsión del tapón mucoso y el comienzo del parto.

Una vez que llegues al área de maternidad del hospital, la comadrona o el ginecólogo te examinarán para ver cuál es tu dilatación y te pondrán un registro cardiotocográfico (las correas) para comprobar cómo se encuentra el bebé. Si la dilatación alcanza los tres centímetros, aproximadamente, y las contracciones son rítmicas y dolorosas, podremos decir que estás de parto e ingresarás en la sala de partos.

En ocasiones la rotura de la bolsa de las aguas precede a la aparición de las contracciones. En estos casos es recomendable tener mucha paciencia, porque el camino es un poco más largo. Si las aguas son claras y hay movimientos fetales no es necesario que corras. En caso de que no se inicien las contracciones, tras un examen de las condiciones obstétricas y un tiempo prudencial de entre seis y doce horas, se inicia una inducción para provocar el parto. La necesidad de inducir el parto viene dada por el incremento del riesgo de infección que se produce con el paso de las horas.

La primera etapa del parto

Empieza en el momento en que aparecen las contracciones, que causan cambios progresivos en el cuello uterino, y termina cuando este está completamente dilatado. La primera etapa tiene dos fases:

Fase temprana: El cuello uterino se afina gradualmente (se vuelve más delgado) y se dilata (se abre).

Fase activa: El cuello uterino empieza a dilatarse más deprisa y las contracciones son más prolongadas, fuertes y seguidas. A la última parte de la fase activa se la conoce habitualmente como «fase de dilatación».

La segunda etapa del parto

Comienza cuando estás completamente dilatada y acaba con el nacimiento del bebé. Se ha comprobado que para las madres mayores es más lenta. El bebé tiene que descender en esta fase cuatro pisos (planos). Los primeros dos planos son los más complicados porque es necesario que exista una buena adaptación entre el bebé y el canal del parto de la madre. El binomio madre-bebé debe entenderse por sí solo. Si no es así y no desciende la cabeza del bebé, después de que pasen unas horas en las mismas condiciones sin que se modifique la posición del bebé, se valorará la conveniencia de finalizar el parto mediante una cesárea.

En cambio, una vez que la cabeza del bebé ha superado estos dos primeros planos y alcanza el tercero, el pronóstico del parto es bueno. Es entonces el momento de pujar. En esta situación, si la progresión del parto se estanca, una vez transcurrido un tiempo determinado, se decidirá si es preciso ayudar con algún tipo de instrumento. Existen varias opciones, y cada instrumento resulta útil en situaciones diferentes porque aportan distintas ventajas. Usar uno u otro depende de las condiciones de la madre y de la experiencia del obstetra.

Fórceps: Son instrumentos articulados que facilitan la rotación y la extracción del bebé a través de la tracción controlada de la cabeza fetal.

Espátulas: Parecidas a un calzador no articulado, ayudan a abrir el canal vaginal.

Ventosa obstétrica: Se utiliza cada vez más en las maternidades porque permite realizar una tracción más suave y es menos lesiva para la madre.

La tercera etapa del parto

Se inicia justo después de dar a luz y finaliza con la expulsión de la placenta. En esta etapa la madre no interviene. Durante la misma es importante estar alerta ya que es en este momento cuando son más frecuentes las hemorragias postparto, como se ha comentado al principio de este capítulo. Por ello es conveniente que, tras la salida del hombro del bebé, comience a aplicarse un tratamiento con una dosis de oxitocina endovenosa para favorecer la contracción uterina. Este tratamiento se generaliza a todas las gestantes, pero es de especial interés cuando la madre tiene cierta edad.

Controles intraparto

Durante el trabajo de parto se realizan una serie de controles con la finalidad de ir valorando tanto la situación de la madre como la situación del bebé. Lógicamente, cuantas más patologías tengan la madre o el feto, más controles se requerirán a lo largo del trabajo de parto.

Controles maternos: Una vez ingreses en el hospital, se te colocará una vía endovenosa a fin de poder utilizarla en caso de que sea necesario administrar rápidamente cualquier fármaco. De forma periódica se controlará tu frecuencia cardiaca y tu tensión arterial. En los casos de hipertensión gestacional, la monitorización materna es más rigurosa.

Si el problema es la diabetes gestacional, se administra un suero glucosalino de base y se van controlando las glicemias de forma periódica. El trabajo de parto puede generar alteraciones de glicemia a causa tanto del estrés como del desgaste propio del trabajo de parto. Por último, se realizan sondajes de orina cuando se ha aplicado anestesia epidural y la madre no tiene capacidad de micción de forma espontánea.

Controles fetales: Se llevan a cabo mediante un registro cardiotocográfico, es decir, las llamadas correas, con el objetivo de ver, por un lado, la frecuencia cardiaca fetal y, por el otro, la frecuencia e intensidad de las contracciones. Por lo general, el registro cardiotocográfico se hace de forma intermitente en las primeras fases del parto y se instaura de manera continua si existe algún factor de riesgo o se sospecha que el bebé no está tolerando correctamente el trabajo de parto. A pesar de que el registro da mucha información, a veces no permite valorar el bienestar fetal y la única manera de poder tener la certeza de que el bebé está bien es realizar un determinación de pH de la cabeza del feto. Es un procedimiento muy simple que consiste en extraer una pequeña muestra de sangre de la cabeza del bebé y analizarla. El resultado indicará de manera más exacta si se puede seguir el trabajo de parto de la forma habitual o es preciso acelerar el nacimiento, sea mediante una cesárea, sea mediante el uso de algún instrumento (fórceps, ventosa o espátulas) cuando el bebé ya está lo suficientemente accesible.

RIESGOS NEONATALES

No existen unos riesgos específicos para el bebé durante el parto debidos a tu edad. Como se ha tratado en el tema del embarazo, es cierto que existen problemas fetales más frecuentes en las madres de edad avanzada. El manejo de dichos problemas no difiere en función de la edad de la madre, pero es cierto que la conducta del equipo médico tiende a ser más conservadora a medida que avanza la edad materna.

Los principales problemas para el feto son debidos a la prematuridad. Recuerda que esta puede deberse a la necesidad de finalización precoz por patología materna o fetal (iatrogénico), o a la aparición precoz de contracciones (espontáneo).

Algunos de los riesgos asociados a la prematuridad son la parálisis cerebral, los problemas respiratorios, la mayor tasa de infecciones debido a la debilidad del sistema inmune, las complicaciones relacionadas con el sistema digestivo (enterocolitis necrosante), así como las dificultades del desarrollo psicomotor o los problemas de visión o audición.

De todas formas, conviene destacar que, si bien las madres de más edad tienen más partos prematuros, sus recién nacidos prematuros no afrontan mayor riesgo de morbilidad en comparación con los bebés prematuros de mujeres más jóvenes. En un estudio realizado con más de doce mil bebés nacidos antes de la semana 33 de gestación admitidos en la UCI neonatal se observó, curiosamente, una tendencia a una mayor tasa de supervivencia neonatal sin morbilidad con el aumento de la edad materna. Se cree que en los partos de madres mayores, al estar más controlados, hay también un mayor control perinatal y se realizan más tratamientos preventivos, como la maduración pulmonar.

Y es que existen algunos tratamientos preventivos destinados a disminuir ciertas complicaciones propias de los prematuros, como estos:

Maduración pulmonar: Se aplica cuando, en un embarazo que todavía está por debajo de la semana 34, se prevé que el parto puede desencadenarse en las siguientes veinticuatro o cuarenta y ocho horas. Consiste en administrar dos dosis, con un intervalo de veinticuatro horas entre ellas, de un fármaco que acelera la maduración de los pulmones: los corticoides.

Neuroprotección con sulfato de magnesio: Se administra de forma endovenosa a las madres embarazadas de menos de 32 semanas en el momento en el que el parto puede desencadenarse de manera inminente. Con ello se consigue disminuir la tasa de parálisis cerebrales asociadas a la prematuridad.

Los recién nacidos prematuros son muy susceptibles a desarrollar secuelas. El grado en que esto pueda afectarles depende en gran medida del grado de prematuridad, la calidad de la atención y los cuidados recibidos durante el parto y el periodo inmediatamente posterior a este, así como en los días y semanas subsiguientes. Es por eso por lo que se recomienda que los embarazos de alto riesgo sean asistidos en centros que tengan experiencia en este tipo de partos y una buena UCI neonatal.

Muerte fetal anteparto

Por desgracia, en algunas ocasiones se dan casos de muerte fetal anteparto. Tal como se comentó en el capítulo anterior, es un tema que no resulta agradable de tratar con las futuras madres, pero hay que tenerlo presente, y sobre todo cuando las madres son mayores. Está comprobado de forma sistemática en grandes estudios que las mujeres de 35 años o más tienen un riesgo significativamente mayor de muerte fetal que las mujeres más jóvenes. A pesar de que el riesgo absoluto de que se produzca un caso de muerte fetal es relativamente bajo, el efecto que puede tener en una familia es desolador, más aún si el embarazo se ha conseguido tras varios intentos de FIV y a una edad avanzada. Según datos aproximados, en los países desarrollados la tasa de muerte fetal en las mujeres de entre 18 y 34 años es del 0,45 %; en las mujeres de entre 35 y 40 años es del 0,60 %, y en las mujeres de 40 años o más llega al 0,80 % aproximadamente.

El exceso de mortalidad perinatal experimentado por las madres mayores se debe en gran parte a muertes fetales anómalas, a menudo inexplicables. Se cree que en primer lugar influyen las enfermedades crónicas asociadas a la edad, como por ejemplo la hipertensión gestacional o la diabetes. Sin embargo, parece que estos problemas no son la causa principal, ya que, incluso cuando eliminamos estos factores de riesgo, las personas sanas de 35 años o más siguen teniendo un riesgo de muerte fetal más alto.

FIGURA 17. Muestra de mujeres en general frente a mujeres sanas (líneas discontinuas)

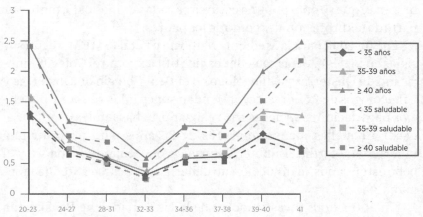

Fuente: U. M. Reddy, C. W. Ko, M. Willinger, «Maternal Age and the Risk of Stillbirth throughout Pregnancy in the United States», *Am J Obstet Gyn*, 195 (3), septiembre 2006, pp. 764-770

En las consultas es muy habitual que a medida que se acerca la fecha probable de parto las madres pregunten si es conveniente adelantar el parto a causa de su edad.

Desafortunadamente, cuando existe alguna patología asociada y algún tipo de complicación grave, esta cuestión no la plantean los padres, sino que es el médico quien advierte de la necesidad de finalizar el embarazo.

No existe unanimidad entre los profesionales por lo que respecta al momento ideal para provocar el parto. Las distintas sociedades obstétricas plantean diferentes opciones, y la mayoría abogan por individualizar cada caso en función de los antecedentes de la madre y los factores de riesgo asociados. Cuando se trata de madres mayores, la inducción al parto es una práctica muy común con el fin de reducir la tasa de mortalidad perinatal tardía. Un estudio reciente demuestra que un 37 % de los obstetras proponen la inducción al parto a término a las mujeres de entre 40 y 44 años, y que el 50 % de ellos lo hace cuando las madres son mayores de 45 años. Las cesáreas electivas también alcanzan cifras cada vez más altas, y es que el umbral en el que se opta por una cesárea es cada vez más bajo, tanto por parte de los profesionales como de los padres.

La Sociedad para la Medicina Materna y Fetal (SMFM, según sus siglas en inglés) y otras sociedades científicas, como el Colegio Americano de Obstetras y Ginecólogos o el Real Colegio de Obstetras y Ginecólogos de Londres, recomiendan sopesar los riesgos y beneficios para decidir si es necesario realizar pruebas fetales o inducir al parto a aquellas madres mayores de 35 años para prevenir una muerte fetal tardía. También aconsejan que, cuando la madre y el bebé estén sanos, la inducción no debería practicarse antes de la semana 39.

En 2006, unos investigadores de la Universidad de Pensilvania publicaron una revisión sobre la inducción al parto en mujeres de más de 35 años. El objetivo de los autores era averiguar el mejor momento para dar a luz en el caso de las madres de más de 35 años. Para ello calcularon las tasas de ingreso en la UCI neonatal, cesárea, desgarros vaginales de tercer o cuarto grado y puntuación de Apgar de 5 minutos en nacimientos producidos a cada edad gestacional. La edad gestacional en la cual todos estos riesgos resultaron ser más bajos fue la de entre 38 semanas y 5 días y 39 semanas y 6 días, lo cual llevó a los autores a concluir que este era el mejor periodo de tiempo para que dieran a luz las madres de más de 40 años.

En otro artículo publicado por el Real Colegio de Obstetras y Ginecólogos de Londres, se afirma que la inducción puede disminuir el riesgo de muerte fetal en madres mayores. Utilizando datos del Reino Unido, los autores estimaron que si a todas las mujeres de 40 años o más que están embarazadas se les indujera el parto en la semana 39 en lugar de las 41, se evitarían 17 muertes de bebés al año.

Así pues, aunque no exista consenso mundial sobre cuándo va a ser mejor finalizar tu embarazo, al acercarse la fecha estimada de parto, y a pesar de haber tenido un embarazo sin complicaciones, lo más probable es que te recomienden no sobrepasar las 40 o 41 semanas de embarazo y te propongan una inducción médica si no te has puesto de parto de forma espontánea.

¿En qué consiste una inducción?

La inducción al parto consiste en provocar contracciones uterinas con la intención de desencadenar el parto antes de que este se produzca de forma espontánea. Los motivos para inducir un parto pueden estar relacionados tanto con la madre como con el feto. Si bien en ocasiones se tienen en cuenta razones sociales o geográficas, es decir, logísticas, los riesgos de parto precipitado o la distancia al hospital, las indicaciones son principalmente las siguientes:

- Embarazo postérmino
- Rotura prematura de membranas
- Estados hipertensivos del embarazo
- Restricción del crecimiento

- Diabetes materna
- Embarazo múltiple

Existen situaciones algo más controvertidas, como son la edad materna avanzada, la alteración del líquido amniótico o los antecedentes de muerte fetal en una gestación previa.

También existen situaciones en las que no es posible inducir al parto. Entre ellas están, obviamente, aquellas que contraindican también el parto vaginal. Las más frecuentes en nuestro entorno son que la madre haya pasado por más de una cesárea en partos anteriores, que tenga antecedentes de una miomectomía (extirpación de miomas) con entrada en la cavidad uterina, que el bebé no esté colocado en situación cefálica, o que la madre padezca placenta previa, así como insuficiencia placentaria severa o, por ejemplo, un herpes genital activo.

Los principales riesgos potenciales de la inducción al parto son el aumento de las posibilidades de que el parto requiera una cesárea, que la sobreestimulación del útero provoque unas contracciones excesivas que pueden repercutir en el bienestar del bebé, la rotura uterina, además de otros riesgos que son menos frecuentes. Este tipo de complicaciones pueden presentarse en un trabajo de parto espontáneo pero son bastante más frecuentes en los partos inducidos.

Es evidente que estas complicaciones son más frecuentes en los casos en los que la salud basal materna está deteriorada. Siempre que se decide finalizar un embarazo mediante una inducción, es fundamental en cada caso establecer una precisa relación entre los riesgos y los beneficios, y elegir cuidadosamente la semana de gestación en que se realizará (para evitar la prematuridad iatrogénica) y el método más adecuado.

Los métodos de inducción variarán en función de las condiciones del cuello del útero. Verás que las valoramos según su posición, su consistencia, su grosor y su dilatación:

- Un cuello favorable será aquel que se está centrando, que es blando y fino y que está un poco dilatado. En estos casos es posible empezar la inducción con oxitocina directamente para generar contracciones regulares.
- Si el cuello no cumple la mayoría de las condiciones descritas anteriormente consideramos que el cuello es desfavorable. En estos casos precisará un tratamiento previo, es decir, lo que se denomina «maduración cervical». Existen dos tipos de métodos para ello: los mecánicos y los farmacológicos. Los métodos farmacológicos son hoy en día los más populares, a pesar de que vuelve a crecer la tendencia a usar los mecánicos. Los métodos farmacológicos consisten en administrar prostaglandinas, localmente o por vía oral. Por regla general se utilizan métodos locales mediante tampones o geles. Tienes que tener paciencia ya que el proceso de maduración cervical suele durar muchas horas. Como son procedimientos largos, si no se requiere finalizar la gestación de forma urgente, se recomienda el ingreso en el hospital la noche antes para iniciarlo mientras la madre descansa. Además, si no existen riesgos potenciales ni para ella ni para el feto, la mayoría del tiempo la madre permanece en la habitación descansando y se realiza alguna monitorización ocasional para comprobar el estado del bebé.

Una vez que el cuello del útero está preparado, se puede empezar a administrar oxitocina para generar las contracciones de parto. En algunas ocasiones el tratamiento con prostaglandinas desencadena el parto; por lo tanto vamos adelantando el trabajo. El tratamiento con oxitocina requiere una monitorización fetal continua.

Otra manera de estimular o inducir al parto es romper artificialmente la bolsa de las aguas. Esta maniobra puede favorecer las contracciones y hacer que el feto apoye más la cabeza, lo cual facilita la dilatación. No está libre de complicaciones, de modo que solo se realiza si es necesario. Lo más habitual es que la rotura se produzca de forma natural durante el trabajo de parto.

¿Puede fallar la inducción? En algunas ocasiones, a pesar de utilizar todos los medios y maniobras descritos, no se consigue provocar contracciones regulares ni modificar la dilatación del cuello del útero. Entonces diremos que estamos ante un caso de inducción fallida y será preciso practicar una cesárea.

¿Van a hacerme una cesárea por tener más de 40 años?

No, lo más probable es que puedas vivir la experiencia del parto vaginal como el resto de las mujeres. Ahora bien, ante la pregunta de si la edad influye y por ser mayor tienes más probabilidades de terminar en una cesárea que las madres más jóvenes, la respuesta es sí. Vamos a tratar de explicarte cómo funciona.

Muchas veces, las madres que han pasado por un ciclo de reproducción asistida quieren saber cuál es la vía de parto más segura para el bebé. Puede que al leer todos los riesgos asociados al parto te plantees solicitar una cesárea directa (cesárea electiva) a tu ginecólogo, y tienes el derecho de hacerlo, pero, si te parece, hablemos primero un poco sobre este tema. En primer lugar, lo mejor en estos casos es que no te dejes asesorar por el grupo de amigas que acaban de dar a luz, sino que cuando se vaya acercando el día del parto te sientes y hables con tu ginecólogo sobre tus factores de riesgo y tus condiciones.

Como decíamos anteriormente, la tasa de cesárea electiva en madres mayores aumenta progresivamente y el umbral en el que los especialistas y las mujeres toman dicha decisión parece ser cada vez más bajo.

El National Institute for Health and Care Excellence, del Reino Unido, recomienda explicar a las mujeres que soliciten finalizar el embarazo mediante una cesárea el riesgo y los beneficios de una cesárea electiva comparados con los de un parto vaginal, sopesando las circunstancias, las prioridades, las preocupaciones y los planes para una futura gestación. Es muy difícil determinar qué papel desempeña la ansiedad por la edad avanzada, el uso de técnicas de reproducción asistida y los factores de riesgo en la decisión de los obstetras y en las mujeres que optan por una cesárea, pero es obvio que existe una preocupación significativa por prevenir el sufrimiento fetal.

No hay estudios que respondan a la pregunta de si una cesárea electiva es mejor o no para las madres por encima de los 40 años. Algunas investigaciones apuntan que con una cesárea electiva existe menor riesgo de hemorragia y menos complicaciones quirúrgicas, así como una tasa más baja de incontinencia urinaria, que con una cesárea no planificada.

Los estudios informan sistemáticamente de que las mujeres que han cumplido los 35 años tienen más cesáreas. En un estudio realizado en Estados Unidos en más de setenta y ocho mil nacimientos, la proporción de mujeres sometidas a un parto por cesárea aumentó con la edad, con independencia de si eran primíparas o multíparas. La tasa de cesáreas en las mujeres de entre 25 y 34 años rondaba el 20 %; en las mujeres de entre 40 y 44 años era del 30 %; en las de 45 a 49 años aumentaba al 35 %, y en las que tenían más de 50 años alcanzaba el 61 %. En nuestro entorno tenemos tasas que van del 40 al 50 % cuando las madres son mayores de 40 años, y de alrededor del 15 o el 20 % en las madres de 30 años.

¿Todas las cesáreas son iguales?

Cesárea electiva: Es la cesárea que se programa para un día concreto. Este tipo de cesáreas se recomienda, por ejemplo, en los casos en que el bebé está colocado de nalgas, o cuando hay placenta previa, o si la madre es diabética y el feto pesa más de 4.500 gramos, o cuando existe una cirugía uterina previa por riesgo de rotura uterina, o en los casos en que la madre no desea intentar una prueba de parto. Fíjate en que todas ellas son situaciones más habituales en las madres mayores.

Aprovechamos para remarcar que, a pesar de que las madres a quienes se ha practicado una cesárea pueden tener después un parto vaginal, es más probable que las madres mayores de 40 años fracasen al intentar un parto vaginal y que existe un mayor riesgo de que se produzca una rotura uterina durante el proceso del parto.

Cesárea urgente: Cuando se sospecha que el bebé no está bien y es necesario extraerlo rápidamente o no existe un acceso óptimo por vía vaginal, se recurre a extraerlo mediante cesárea de forma urgente. Este caso puede ser más común con los bebés que padecen retraso de crecimiento intrauterino, que no toleran demasiado bien el trabajo de parto y muestran signos de pérdida de bienestar fetal, visibles a través de la monitorización.

Los resultados muestran que en las madres mayores de 40 años la tasa de cesárea urgente es del 22,4 %, superior a la que se alcanza con las madres más jóvenes.

Cesárea de recurso por distocia de progresión: A veces, a pesar de conseguir una maduración cervical óptima y unas contracciones regulares y dolorosas mediante medicación o de forma espontánea, la dilatación se estanca. Las madres mayores pueden tener una segunda fase del parto más lenta debido a que las fibras cervicales no tienen la elasticidad conveniente, pero en cualquier caso la distocia de dilatación es una consecuencia de la falta de encajamiento o colocación del bebé. Esto puede verse agravado en los casos de madres diabéticas con bebés cuyo peso estimado está por encima de los 4.000 gramos.

Cesárea por inducción fallida: Más habitual en madres a las que se induce el parto en un momento del embarazo más temprano, por una causa de salud de la madre o del feto. Se practica cuando, pese a realizar un tratamiento médico, no se logra provocar el trabajo de parto necesario, es decir, contracciones regulares, dolorosas y efectivas.

La cesárea, sea por el motivo que sea, se realiza mediante una incisión suprapúbica que, tras la disección de las distintas capas de la pared abdominal, permite alcanzar el útero y extraer el bebé. La extracción del bebé acostumbra a durar pocos minutos. El alumbramiento de la placenta y la posterior sutura por capas hace que la cesárea se alargue unos 45 minutos y que, finalmente, con la entrada y la salida del quirófano requiera una hora y media más o menos.

Tras la cesárea la paciente no sube directamente a la habitación, sino que está un periodo de tiempo prudencial en la sala de reanimación, donde se monitorizarán las primeras constantes, las pérdidas y la respuesta al despertar de la anestesia. Una vez en la planta, el ingreso hospitalario suele durar aproximadamente cuatro días, en vez de los dos días necesarios en el parto vaginal. A pesar de que es conocido que la recuperación de la cesárea resulta más larga y pesada, algunas mujeres que han experimentado ambos tipos de parto afirman preferir la cesárea.

Ninguna mujer debería tomarse la cesárea como un fracaso personal ni como una decepción, sino que todas deberían verla como una solución ante los problemas que no podemos solventar de forma fisiológica. El hecho de que la cesárea sea un procedimiento seguro no ha de hacer que se banalice su uso, pero debemos estar contentos de contar con esta opción para poder conseguir lo que todos deseamos: una mamá sana y un bebé sano en casa.

Muchas mujeres temen que con la cesárea no puedan tener a su hijo en brazos enseguida, o que la experiencia se transforme en un proceso frío y distante. Afortunadamente para todos, cada día se trata de «humanizar» un poco más esta intervención. La mayoría de las maternidades permiten que los padres estén presentes en el quirófano, que la madre pueda tocar y tener cerca a su bebé una vez haya nacido y que se produzca en lo medida de lo posible el contacto piel con piel, si no es con la madre, que sea con el padre.

LA ANESTESIA EN EL PARTO

¿Duele el parto? ¿Es posible dar a luz sin dolor? ¿Puede ser que no sea capaz de enterarme? Las contracciones son dolorosas y cada fase del parto conlleva un dolor distinto, que evoluciona de forma diferente en todas las mujeres y que todas las mujeres perciben de manera distinta. Pero, en cualquier caso, el parto duele. En muchos países, y sobre todo en los países nórdicos, existe mayor tendencia a dar a luz sin anestesia. Eso nos demuestra que la percepción del dolor en el parto es muy variable, y que tiene un fuerte componente cultural. En nuestro país, la mayoría de las mujeres desean que se les administre anestesia epidural durante su trabajo de parto y cuando esto no es posible se percibe una sensación de decepción y fracaso innecesaria en un día tan importante. Actualmente, no hay duda de que la analgesia epidural es el método preferible para aliviar el dolor durante el parto, tanto por su eficacia como por su seguridad. Los estudios científicos indican que la analgesia epidural no modifica la duración del periodo de dilatación del parto, ni aumenta la tasa de cesáreas, pero sí han puesto de manifiesto que incrementa la duración del periodo expulsivo, el uso de oxitocina y la tasa de parto instrumentado. No hace mucho se recomendaba retrasar la administración de la analgesia epidural hasta que la dilatación cervical fuera superior a los 4 o 5 centímetros. Hoy sabemos que la administración precoz de la analgesia epidural no influye en la evolución del parto, ni en la duración de la dilatación, pero sí que mejora la satisfacción de la mujer. Por lo que, como afirma la *Guía de Práctica Clínica sobre la Atención al Parto Normal,* la analgesia regional puede proporcionarse cuando la mujer lo solicite, siempre y cuando se haya iniciado el parto. No hay razón para experimentar dolor, salvo que la mujer prefiera una vivencia del parto sin analgesia.

En la actualidad se emplean diferentes tipos de anestesia, que son los siguientes:

Anestesia epidural: Es la administración de anestésico local en el espacio epidural que genera un bloqueo sensitivo de las raíces nerviosas. Se puede aplicar en cualquier momento del trabajo de parto, aunque es aconsejable que este haya empezado realmente, es decir, que la mujer tenga unas contracciones dolorosas y frecuentes con modificación cervical. Es una técnica muy segura tanto para la madre como para el bebé, y la madre empezará a notar alivio durante las contracciones a los diez o quince minutos de la dosis inicial.

Gracias a la inserción de un catéter, se le irán administrando los fármacos que ayudan a controlar su efecto durante todo el parto. En algunas ocasiones no se consigue el bloqueo completo y como consecuencias pueden quedar zonas sin anestesias con el consiguiente dolor. A esta área dolorosa se la conoce como laguna. Algunas otras complicaciones menores son retención de orina postparto, náuseas, temblores y molestias en el lugar de la punción.

Anestesia intradural: Esta es también una técnica de bloqueo sensitivo de las raíces nerviosas. Se lleva a cabo mediante la inyección de anestésico local en el espacio entre la membrana que cubre la médula espinal y la médula misma, por donde discurren dichas terminaciones nerviosas. La efectividad es muy alta y el alivio del dolor es prácticamente inmediato; sin embargo, la duración es limitada ya que no es posible la colocación de un catéter en este espacio. Este tipo de anestesia se aplica tanto a las mujeres a quienes se va a practicar una cesárea como a aquellas que desean una anestesia muy rápida porque el parto es precipitado, lo que significa que la madre acude a la sala de partos con una dilatación completa y se prevé que el parto es inminente, por lo que no hay tiempo suficiente para esperar los quince minutos que tarda en hacer efecto la anestesia epidural.

Walking epidural: Se trata de una técnica reciente que parece ser cada vez más popular en las salas de parto. En realidad, la walking epidural es una anestesia epidural con dosis modificadas de los fármacos habituales que le permiten conservar la función motora. Esto facilita a la madre disfrutar del trabajo de parto con muy poco dolor y moviéndose, bien caminando, bien sentada en una pelota obstétrica o una silla de partos. La madre sigue notando las contracciones, aunque mucho menos dolorosas, y puede participar activamente en la fase final del trabajo de parto, lo cual aumenta la autonomía y proporciona un alto nivel de satisfacción personal. En los casos en que la paciente no tolere este mínimo dolor y desee pasar a una anestesia epidural, basta con administrar los fármacos como si de una epidural convencional se tratase. La elección de la walking epidural se realiza en el momento en que la madre solicita la administración de algún tipo de anestesia. En función de las condiciones físicas y la percepción del dolor, se aconsejará este tipo de anestesia. Si el proceso del parto está muy avanzado, no suele recomendarse, dado que esta anestesia acostumbra a paliar de forma satisfactoria el dolor de la madre.

En los casos en que la madre prefiere intentar un parto sin anestesia, es preciso saber que muchas veces se requiere una preparación previa más emocional que física para ser capaz de tolerar la intensidad de los dolores del parto durante todo el rato. Si eres una madre primeriza que no has experimentado cómo son los dolores de las contracciones, no seas estricta contigo misma el día del parto y no tengas unas expectativas muy marcadas. Es importante dejarse aconsejar por el equipo médico y las comadronas, que te dirán el tiempo que falta para terminar el proceso y cómo se está desarrollando este.

Cuando es necesario realizar una cesárea durante el transcurso del parto, entonces utilizamos la misma anestesia que ya venimos empleando.

La anestesia general es muy poco habitual y se limita a los casos urgentes en los que precisamos realizar una cesárea urgente o en aquellos casos en que esté contraindicado una anestesia loco-regional.

En general no es preciso realizar una visita preanestésica de forma rutinaria antes del día del parto. Sin embargo, cuando existe alguna enfermedad concomitante, es aconsejable realizar esta visita previa al día del parto; por ejemplo, en los casos en los que exista una patología cardiaca o problemas de coagulación. También es importante en aquellos casos en que haya existido alguna complicacion en alguna anestesia anterior. La visita preanestésica ayuda a decidir qué medidas es importantes tomar antes del día del parto. Si estás utilizando heparinas, por presentar alguna enfermedad trombogénica, debes tener en cuenta que para poder recibir la anestesia epidural deben transcurrir más de 12 horas.

LA LACTANCIA

¿Lactancia materna o biberón? Esta es una de las primeras decisiones importantes que deberás tomar. A pesar de que la decisión acostumbra a ser consensuada con la pareja, la última palabra la tiene la madre. La Academia Americana de Pediatría, la Asociación Médica Americana y la Organización Mundial de la Salud coinciden en recomendar la lactancia materna como la mejor opción para alimentar a un bebé. La Academia Americana de Pediatría va incluso más lejos al asegurar que las madres deberían alimentar a sus hijos exclusivamente con leche materna durante los primeros seis meses, y que el periodo de lactancia se puede alargar si madre e hijo lo desean.

La mujer que decide dar el pecho tiene que estar concienciada que la lactancia materna requiere exclusividad y debe satisfacer la demanda del bebé. La alternativa a la leche materna son las leches de fórmula artificiales, que cubren perfectamente las necesidades nutricionales del bebé. Actualmente, muchas madres reciben una fuerte presión social que les exige optar por la lactancia materna, y se sienten frustradas si finalmente no consiguen dar el pecho. La ansiedad que se experimenta y los juicios externos son grandes enemigos de la lactancia. Es muy frecuente sentirse vulnerable en las primeras semanas después del parto. Así que recuerda que la mejor decisión es aquella que hace que una mamá se sienta cómoda con su bebé, que se sienta feliz y segura.

Las razones a favor de la lactancia materna son varias. En primer lugar, la protección que esta aporta contra las infecciones. Los componentes de la leche materna son los idóneos para el sistema digestivo del bebé, que todavía se está adaptando. El bebé los digiere con mayor facilidad y no suele tener episodios de diarrea ni estreñimiento. Además, la leche se adapta al clima, diluyéndose cuando hace calor, cuando la hidratación es más importante. La lactancia materna es especialmente recomendable si el bebé ha sido prematuro.

Además, la lactancia materna es gratis, es cómoda, la temperatura de la leche es idónea, no hace falta nada para prepararla y es imposible olvidársela. Además, resulta beneficiosa para la madre, ayuda en la recuperación postparto, tanto para el control del peso como para la contracción uterina, y asimismo reduce el riesgo de padecer cáncer de mama.

Es muy importante poner el bebé al pecho lo antes posible después del nacimiento. Hay que aprovechar el reflejo de succión muy intenso en las primeras horas para favorecer el correcto agarre al pezón y estimulación del mismo.

El inicio de la lactancia materna es la época más dura. Un número considerable de mujeres abandona en los primeros días. Habitualmente es debido a que creen que no hay suficiente leche. Esta situación se agrava con la pérdida de peso fisiológica del bebé que asusta a muchas madres. Hemos de saber que inicialmente se secretará el calostro, que le proporciona al bebé todo lo que necesita durante los primeros días de vida, y a partir del tercer o cuarto día empezará a convertirse en una leche más blanca. La subida de la leche se produce entre treinta horas y tres días después del parto, provocando molestias en la madre, que, con el establecimiento adecuado de la lactancia, se irán disipando poco a poco. Adquirir el hábito cuesta al principio. Hay madres que en los primeros días ya se sienten incapaces de persistir, y es que a veces falta el asesoramiento que se necesita.

Los pezones sufren la succión del bebé. Los primeros días es habitual notar dolor y enrojecimiento, sobre todo si el agarre no es correcto, por lo que es frecuente durante el puerperio que a la madre le salgan grietas (aunque estas se pueden prevenir) o tenga otras molestias. Amamantar, sin embargo, no debería doler, por lo que si duele hay que averiguar el porqué. Recuerda pedir consejo a los profesionales sobre la forma de agarre si los dolores persisten. Existen muchos grupos de apoyo a la lactancia en cada ciudad, así que no dudes en acudir a ellos.

Si nos atenemos a la experiencia, vemos que las mujeres de más de 40 años a menudo optan por la lactancia materna. La calidad de la lactancia no es diferente, y, aunque pensemos que a estas edades puede costar más, en realidad las mujeres están más concienciadas y en muchos casos son más perseverantes. Varios estudios demuestran que la tasa de éxito de la lactancia materna es incluso superior cuando las madres tienen más de 35 años.

Tanto si el bebé toma biberón como pecho, actualmente se recomienda seguir su demanda en cuanto a horarios y volumen de leche. Habitualmente las tomas son cada tres horas durante el día y cada cuatro por la noche, aunque es evidente que cada niño es distinto. Hacia el final del tercer mes, casi todos los niños han establecido un horario regular y adecuado.

En el caso de que elijas la lactancia artificial es recomendable que tomes una medicación para evitar la subida de la leche y adoptes algunas medidas higiénicas durante los primeros días. Trata de reducir el consumo de agua, mantén el pecho apretado mediante sujetadores de deporte y no te estimules para nada el pecho.

La mastitis

La mastitis es una complicación habitual. Puede deberse a una infección causada por la penetración de microbios en el interior de la glándula mamaria, a través de grietas o de cortes en los pezones. Asimismo, también puede estar provocada por el estancamiento de la leche en el interior del seno, a causa, por ejemplo, del hecho de saltarse una o más tomas. Los síntomas son fiebre elevada precedida por temblores, y senos más grandes, duros, tensos y con una zona de la piel enrojecida y brillante. El tratamiento consiste en tomar antibióticos, antiinflamatorios y sobre todo mantener la lactancia. No es recomendable suspender la lactancia a no ser que la mastitis se llegue a complicar en un absceso. El absceso es la acumulación de pus en la glándula. En estos casos, el antibiótico no será suficiente para controlar la infección y se requerirá un drenaje quirúrgico. Además, puede ser necesario suspender la lactancia materna. Algunas de las medidas preventivas para evitar las mastitis son mantener la higiene adecuada de las grietas, darse un masaje con calor antes de la toma y aplicarse frío en las mamas al finalizarla.

EL POSTPARTO

El puerperio es el tiempo que pasa desde la expulsión de la placenta o alumbramiento hasta que el cuerpo de la madre vuelve al estado anterior al embarazo. Suele durar entre seis y ocho semanas, es decir, alrededor de unos cuarenta días. Por eso, a este periodo se lo conoce tradicionalmente con el nombre de «cuarentena». De todas formas, a pesar de que la cuarentena restituye la gran mayoría de las funciones, es falso que todo vuelva a la normalidad. Algunos de los sistemas del cuerpo no se recuperan hasta que pasa un año.

¿Qué cambios físicos se producen en la madre durante la cuarentena?

El proceso de involución uterina tras el parto comienza después de dar a luz y se produce a lo largo de las primeras semanas. Así, el útero vuelve a su estado inicial. Este proceso va acompañado de los loquios del postparto, que son las pérdidas de sangre residuales tras el parto. Las pérdidas son muy variables y en muchos casos intermitentes. Al principio, la involución uterina y la expulsión de los loquios son favorecidas por los entuertos o contracciones postparto, que son contracciones intensas y frecuentes tras haber dado a luz. Es habitual notar los entuertos especialmente cuando se está amamantando debido a la secreción natural de oxitocina.

El parto puede afectar localmente a la vejiga y la uretra, por lo que durante las primeras horas e incluso días después del parto algunas mujeres pueden notar incontinencia de orina o incluso, algo menos frecuente, retención aguda de orina. Estas situaciones se corrigen espontáneamente al ceder la inflamación local pasados dos o tres días y, a pesar de que puede quedar una incontinencia urinaria de esfuerzo residual, la gran mayoría de los casos se resuelven solos o mediante los ejercicios de postparto. Al principio del postparto también puede haber estreñimiento y hemorroides.

Es muy importante que te visite un fisioterapeuta especialista en suelo pélvico durante la cuarentena. Se encargará de comprobar el estado de la musculatura pélvica y abdominal y te recomendará ejercicios según tus necesidades y requerimientos. Muchas madres abandonan el seguimiento del fisioterapeuta y los ejercicios propuestos, no porque sean complicados, sino por falta de tiempo. Es muy habitual que las necesidades de la madre pasen a un segundo plano, incluso al tercero o al cuarto, pero merece la pena insistir en que es importante que cuides tu suelo pélvico, sobre todo a partir de cierta edad, pues entonces la capacidad de recuperación es menor. Si a pesar de la fisioterapia, sigues sufriendo de una incontinencia residual de esfuerzo, es conveniente acudir a un ginecólogo especialista en suelo pélvico para que valore el caso y explique las diferentes soluciones.

Además, estas secuelas del parto, junto al frecuente cansancio y debilidad, harán que hasta pasado el periodo de cuarentena no se reinicien las relaciones sexuales completas. Has de tener en cuenta también que la lactancia materna disminuye los niveles normales de estrógenos y esto repercute en la hidratación vaginal de forma severa y también la libido. Las mujeres de más de 40 años tienen de por sí una disminución de estrógenos en la zona vaginal, por lo que las relaciones pueden ser aún más molestas. Es por ello que se recomiendan el uso de lubricantes para favorecer las relaciones sexuales.

Alrededor de las cuatro o las seis semanas tras haber dado a luz se suele concertar una cita con el ginecólogo para realizar un control y comprobar que la recuperación está siendo positiva. Es el momento de plantear las dudas que tengas.

Un periodo sensible de recuperación

La cuarentena es un periodo en el que, junto a los cambios físicos que acabamos de ver, se producen cambios emocionales importantes. Por lo tanto, la recuperación no solo ha de ser física, sino que también necesitarás un tiempo para adaptarte a la nueva situación.

Las primeras semanas en casa con un recién nacido son especialmente delicadas. Es probable que te desconcierte el llanto del bebé, que lo sientas como un extraño, que pienses que no tienes tiempo para nada, que no existe ningún horario, o que te cuesta estar por tus otros hijos.

Es importante recordar en este proceso de recuperación que el cuerpo y la mente requieren un tiempo. Muchas madres sienten ansiedad y tristeza, que puede derivar en los casos más graves en depresión postparto, por ello el entorno de la madre ha de estar atento a las señales y ayudarla en lo que pueda.

El cansancio, la posible desilusión por cómo ha ido el parto, las dificultades con la lactancia, el sentirse relegada a un papel secundario, la falta de sueño son factores que pueden revolucionar tu estado de ánimo pero, créeme, están dentro de lo «normal». Si la tristeza se alarga varias semanas hay que consultar al especialista.

Cómo afrontar la anticoncepción más allá de los 40

Uno de los temas que debemos tratar en la visita de la cuarentena es el de la anticoncepción en las parejas heterosexuales. Lo recomendable es no quedarse embarazada entre los seis y los doce meses tras el parto, sobre todo en los casos de cesárea, en los que se aconseja enérgicamente esperar al menos un año antes de buscar otro embarazo para facilitar la cicatrización uterina. Por otro lado, la lactancia materna, pese a que enlentece el restablecimiento hormonal y por tanto el ciclo menstrual, no es un método anticonceptivo de confianza.

A aquellas mujeres que han tenido un embarazo espontáneo sin dificultad se les aconseja utilizar algún método anticonceptivo fiable. Muchas veces las mujeres de más de 40 años tienen dificultades a la hora de quedarse embarazadas, y, como hemos visto también, es posible que se produzcan mayor número de abortos debidos a algún problema cromosómico del embrión. Es por ello por lo que siempre se indica la conveniencia de buscar algún método anticonceptivo seguro y cómodo al que la pareja ya esté habituada. Los métodos de barrera, los anticonceptivos orales (aptos si no existen factores de riesgo coexistente) hasta los 50 años o la inserción de algún tipo de DIU hormonado o no hormonado son las opciones que el ginecólogo os ayudará a valorar, a ti y a tu pareja.

Los padres que hayan tenido que recurrir a algún tipo de técnica de reproducción asistida suelen sorprenderse cuando se les plantea el tema de los métodos anticonceptivos en la visita de la cuarentena. Solo cuando el motivo de la esterilidad sea un factor tubárico bilateral o una menopausia precoz dejará de ser imprescindible usar métodos anticonceptivos. Porque no son leyendas urbanas: ocurre más a menudo de lo que puedas imaginarte que, tras años de clínica en clínica y después de varios intentos, aparezca una gestación de forma espontánea pasados los 40. En muchos casos es bien recibida, pero en otros puede suponer un problema importante, por eso se plantea la conveniencia de la anticoncepción con el método que se considere más cómodo, seguro y eficaz en cada caso. Aun así, no es raro que algunas parejas opten por el coitus interruptus hasta llegar a los seis meses y posteriormente no utilizar método alguno entendiendo los riesgos asociados.

Tal como acabamos de apuntar, algunas mujeres presentan como antecedentes una menopausia precoz. Una vez finalizada la lactancia, será interesante revisar el tratamiento hormonal que se realizaba previo al embarazo.

¿Y todos los riesgos que había durante el embarazo?

Como decíamos, la visita de la cuarentena sirve para hacerle a la madre una nueva revisión médica. Igual que la gestación puede funcionar como un catalizador que agudiza algunas enfermedades, la cuarentena atenúa la mayoría de ellas de forma progresiva. Es cierto que a medida que aumenta la edad es posible que queden más afectaciones residuales después de pasar un embarazo, pero casi todas se revierten. Tu endocrino o ginecólogo solicitará una nueva prueba de glucosa para ver si existe una diabetes residual tras una diabetes gestacional, se examinará el tiroides y si has padecido una preeclampsia no cuesta nada realizar un control analítico valorando la función hepática y renal.

Poco a poco todo vuelve a la normalidad. O no: es mucho mejor. Más cansado, pero infinitamente gratificante. ¿Estás preparada?

¿Es lo mismo tener un parto a los 40 años que a los 50?

No, no es lo mismo. En primer lugar, los riesgos tanto para la madre como para el recién nacido se incrementan de forma exponencial con la edad. En segundo lugar, el estado de salud de la madre es un factor que conviene tener muy en cuenta cuando hablamos de riesgos. En tercer lugar, el hecho de que sea o no el primer embarazo también influye en la respuesta. Si ha habido otros embarazos y partos normales antes, se añade tranquilidad a todo el proceso.

¿Tener más de 40 años implica una inducción del parto?

Tener más de 40 años no implica una inducción directa. Existen diferentes protocolos y recomendaciones clínicas al respecto. En general, se tiende a finalizar la gestación entre la semana 40 y la 41 si no hay patologías asociadas.

¿Tengo más riesgo de que el parto termine en cesárea?

Sí, el riesgo de terminar mediante cesárea es más alto. Los riesgos neonatales y los riesgos maternos pueden condicionar a los especialistas y hacer que se finalice el parto con una cesárea. Además, se ha visto que en las mujeres de más de 40 años es más habitual la cesárea debido a que los tejidos son menos elásticos y a que la respuesta a la oxitocina es menor, entre otros motivos. De todas formas, todo ello son porcentajes y estadísticas. Si bien es cierto que el riesgo es mayor que el de una mujer de 30 años, lo más probable es que tengas un parto vaginal normal.

¿He de ir antes al hospital por tener más de 40 años?

No, si el embarazo evoluciona regularmente, sin complicaciones asociadas, se recomienda que vayas cuando tengas contracciones regulares dolorosas durante una hora o rompas la bolsa de las aguas. Hay que actuar con normalidad. Si tus circunstancias son especiales por alguna razón, tu ginecólogo ya te indicará cómo tienes que proceder el día del parto.

¿Tengo más riesgos asociados durante el parto?

Sí. Estadísticamente, tienes más riesgos de sufrir una hemorragia postparto o un desgarro perineal, y, en general, de que te surjan más complicaciones que a una mujer de 30 años. De todas formas, lo normal es que todo vaya bien.

¿Puedo solicitar una cesárea directamente?

Sí, aunque es importante que hables de este tema con tu ginecólogo para que te exponga los beneficios y los riesgos de esta intervención. Hay muchas cosas que deberás tener en cuenta.

¿Duele más un parto inducido?

No es más doloroso, pero es cierto que habitualmente la progresión natural del parto es más lenta y gradual que un parto que se ha iniciado de manera espontánea. Por ello la percepción del dolor puede ser más intensa. Además, al estar esperando el inicio de las contracciones, estas resultan menos tolerables que si estás en casa y te pones de parto de forma espontánea.

¿Voy a enterarme de que estoy de parto?

Sin lugar a dudas, es algo que se nota. No te preocupes por ello. No obstante, ante la duda acude a la sala de partos, donde el equipo de guardia te examinará. En los primeros embarazos es normal no tener muy claro cuándo es preciso acudir al hospital.

¿La anestesia es igual de efectiva a esta edad?

Absolutamente. En los casos de patología asociada, como algún problema de coagulación, se recomienda realizar una visita preanestésica antes del día del parto. De esta manera podrás hablar con el anestesista, que te explicará detalladamente qué riesgos implican tus condiciones y qué debemos tener en cuenta el día de tu parto.

**Si decidimos hacer una walking epidural, ¿podemos pasar
después a una anestesia convencional?**

Sí. La walking epidural es un tipo de anestesia que permite tener mayor control motor durante el parto, es decir, mayor movilidad. Pero en el caso de que se precise realizar una cesárea o aumentar la relajación de la zona perineal, no es preciso volver a pinchar en la espalda, pues se puede utilizar la vía que ya se ha colocado.

**Si me hacen una cesárea, ¿puedo estar despierta
y consciente en el momento del parto?**

Lo habitual es que estés totalmente consciente en el momento del nacimiento de tu bebé, y acompañada de la persona que desees. En algún caso puntual puede ser preciso realizar una anestesia general, pero es poco habitual. Suelen ser los casos de cesárea urgente, en que no se puede realizar una anestesia intradural o raquídea.

**¿La recuperación postparto es más difícil para las mujeres
mayores de 40 años?**

El postparto es un periodo tan maravilloso como difícil a causa de la necesidad de adaptación para la madre y el hijo. La falta de sueño y de tiempo no ayuda a la recuperación, y la edad puede influir dificultándola un poco más. Puedes tener dolores de espalda, menor capacidad de regeneración de las cicatrices o problemas de suelo pélvico, por eso es tan importante cuidarse durante el embarazo, así el postparto será más llevadero. Ganar solo el peso recomendable y hacer ejercicio de forma regular durante el embarazo puede mejorar esta etapa posterior.

¿Existen medidas preventivas para mejorar el suelo pélvico?

El masaje perineal, la hidratación de la zona perineal y la fisioterapia postparto y postcesárea son medidas muy importantes para evitar una disfunción del suelo pélvico. En el postparto inmediato puede quedar una incontinencia residual que desaparece por completo durante la cuarentena. De todas formas, es aconsejable que te asesore un fisioterapeuta de suelo pélvico si tienes problemas.

¿La lactancia materna es más complicada una vez cumplidos los 40 años?

No, de hecho no se ha comprobado que la tasa de lactancia disminuya en las madres de más de 40 años. Al contrario, parece que el porcentaje a estas edades es incluso mayor.

¿Es más complicada la lactancia en los casos de cesárea?

Sí que se ha constatado que las mujeres a quienes se ha realizado una cesárea tienen más dificultades con la lactancia materna. De todas formas, no es por el acto quirúrgico en sí, sino por el hecho de que antes existía mayor distanciamiento entre la madre y el bebé durante las primeras horas, y esto dificultaba el inicio de la lactancia. Se ha visto que lo más importante es el contacto rápido entre la madre y el recién nacido, y en la actualidad se ayuda a la madre a ponerse el bebé al pecho en el postoperatorio inmediato.

¿Debo plantearme la anticoncepción tras el parto si vengo de una técnica de reproducción asistida?

Dependerá del motivo de la esterilidad. Si la esterilidad es de origen desconocido, sí deberás tomar medidas preventivas. Es importante que consultes estas dudas con tu ginecólogo, que te ayudará a buscar la mejor alternativa.

ASPECTOS PSICOLÓGICOS DE LA MATERNIDAD AVANZADA

Por Gracia Lasheras

¿HAY RIESGO PSICOLÓGICO EN LA MATERNIDAD TARDÍA?

El retraso de la maternidad obedece, en muchas ocasiones, a que las mujeres (y sus parejas) esperan a que llegue el mejor momento en su vida para ser madres, un instante que aúna estabilidad económica, profesional y en la relación de pareja, y madurez para asumir dicha responsabilidad, incluso en solitario, si fuera preciso, recurriendo a un tratamiento de reproducción con donante.

No obstante, las personas no adquieren sabiduría con la edad, la adquieren con la experiencia, por lo que es muy difícil generalizar los posibles cambios que experimentan las mujeres que viven embarazos tardíos. Sin embargo, la maternidad tardía puede verse favorecida por una serie de elementos propios, precisamente, de una mayor edad, como son una estabilidad profesional y un estatus económico superiores, el compromiso en la relación de pareja, la madurez, la seguridad personal, la responsabilidad en las decisiones y en los proyectos, y, sobre todo, una gran motivación para la maternidad.

FIGURA 18. Elementos favorables de la maternidad tardía

Carrera **profesional más establecida**

Más **flexibilidad en el horario** laboral

Mayor **seguridad financiera**

Relación de **pareja comprometida**

Gran motivación para la maternidad/paternidad

Mayor **preparación emocional y seguridad** personal

Embarazo responsable: menos consumo de tóxicos, más adherencia a los controles obstétricos

Crianza responsable: más experiencia vital, más paciencia

El hecho de que la maternidad sea tan deseada y el momento vital tan favorable explicarían que no estemos ante una maternidad de más riesgo psicológico, sino todo lo contrario. En términos de depresión materna, distintos estudios de investigación han revelado que las mujeres que deciden tener su primer hijo más allá de los 37 años no tienen más riesgo de desarrollar una depresión postparto (desde el parto hasta los seis meses posteriores) que las madres más jóvenes, independientemente de cómo fuera la concepción (natural o por reproducción asistida). Así, la tasa de las mujeres afectadas por la depresión postparto se mantiene entre el 10 y el 12 %. Y todo ello a pesar de que las complicaciones durante el embarazo pueden ser mayores, como ya se ha explicado en otros capítulos, y que este es un factor de riesgo para la depresión en el postparto.

En niveles profesionales medios y altos, se ha constatado que las madres mayores sufren menos estrés, lo que puede explicarse por-

¿TENDRÉ MÁS RIESGO DE DEPRESIÓN, MÁS ADELANTE, POR SER MADRE MAYOR?

Los trastornos depresivos son más frecuentes a medida que avanzamos en la vida; es por esta razón que, en las madres y los padres mayores, las tasas de depresión son discretamente superiores que en los progenitores más jóvenes. En el caso de las mujeres, este fenómeno puede estar relacionado con la vivencia de la menopausia, muchas veces coincidente o próxima al inicio de la maternidad.

¿ME SENTIRÉ VINCULADA A MI BEBÉ?

Las mujeres que tuvieron problemas de infertilidad, especialmente las que han vivido varios abortos, se preocupan más por su embarazo una vez conseguido, y tales preocupaciones podrían explicar el menor compromiso o vinculación de las madres mayores en las primeras etapas del embarazo. Sin embargo, este fenómeno se ha relacionado con los antecedentes de infertilidad, no con la edad materna.

que ya han alcanzado gran parte de sus metas profesionales, mientras que las más jóvenes están todavía en plena lucha. Es muy posible que estas mujeres hayan pasado por una selección y sean precisamente las más estables y capaces las que decidan buscar un embarazo.

Ahora bien, la maternidad tardía está asociada a algunas dificultades o desventajas psicosociales, como son:

- Frustración y desgaste por la lucha frente a la infertilidad, que acostumbra a estar presente en muchos de los casos y que suele comportar la renuncia a tener una familia más numerosa.
- Menos soporte del entorno inmediato para la crianza (los abuelos son muy mayores; las amigas y los amigos tienen hijos de edad más avanzada), que tendrá que ser sustituido por niñeras o canguros.

- Menos resistencia física y energía para el cuidado del hijo.
- Esperanza de vida más corta, que podría llegar a comprometer la crianza.
- El estigma social de «parecer demasiado mayor» como madre o padre para los demás, temor muy habitual que acompaña al principio, pero que acostumbra a difuminarse bastante rápido: primero por la ilusión expresada por el entorno al conocer la noticia del embarazo, y después por la realidad vivida, puesto que cada vez son más las parejas que tienen hijos en la misma franja de edad.

A partir de los 40 años, es muy frecuente que las mujeres tengan una reserva ovárica baja y precisen una donación de ovocitos para ser madres, lo cual minimizaría notablemente el riesgo de enfermedades genéticas. A pesar de que la naturaleza no pone fecha de caducidad a la fertilidad masculina, se ha demostrado que la edad avanzada del padre está asociada con un mayor riesgo de que la descendencia padezca trastornos psiquiátricos como el autismo, la esquizofrenia y el trastorno bipolar, aunque la magnitud del riesgo de que se presenten estas enfermedades no es muy elevada.

Las parejas que viven una maternidad o paternidad tardía acostumbran a decir que la edad óptima para ser padres por primera vez es cinco o diez años antes del momento en que ellos concibieron, pero también reconocen y afirman que han contado con las ventajas de tener estabilidad en su vida, de la madurez, de la preparación emocional y, sobre todo, de la gran motivación para cumplir su sueño: ser padres.

CÓMO AFECTA LA INFERTILIDAD A LA MATERNIDAD TARDÍA

En muchas ocasiones, para conseguir un embarazo más allá de los 40 años se requiere ayuda médica mediante la aplicación de tratamientos de reproducción asistida. Esta necesidad irá asociada a diversas dificultades psicológicas: desde el efecto negativo de no poder lograr un embarazo natural hasta el estrés derivado de los tratamientos de reproducción asistida y la acumulación, en muchas ocasiones, de intentos fallidos en dichos tratamientos, de abortos o de embarazos bioquímicos que conducen a un aborto precocísimo. Toda esta carga de estrés conduce a la aparición de malestar psíquico en el 40 % de los casos, en los que son muy comunes las siguientes emociones:

- La ansiedad por la incertidumbre del resultado, algo propio de personalidades sufridoras o negativas, que acostumbra a alcanzar su máxima expresión durante la «beta espera», es decir, los días que transcurren entre la transferencia y el resultado de la prueba de embarazo. Y es que cuando se anhela tanto algo, la mente entra fácilmente en estado de alerta e intenta desarrollar estrategias para controlar si se cumple el deseo, como comprobaciones o hipervigilancia de las sensaciones corporales que den pistas sobre una gestación incipiente, lo cual incrementa aún más la experiencia de la ansiedad.
- La frustración y el desánimo, sobre todo tras varios intentos de tratamiento sin éxito que lo que hacen es alargar el proceso, cuando lo que no sobra precisamente es tiempo.
- El sentimiento de culpa por no haber iniciado antes la búsqueda del embarazo y haber llegado «demasiado tarde». En este punto, son muy habituales los «¿Y si...?», referidos a la posibilidad de haber tomado otras actitudes en el pasado, una misma o la pareja, que habrían significado no aplazar tanto la maternidad.
- La rabia por la tensión y la envidia hacia parejas que se quedan embarazadas fácilmente.
- La sensación de soledad al haber ocultado el problema a familiares y amigos, en muchas ocasiones por vergüenza o miedo a no ser comprendidos.

También es sabido que las mujeres que han sufrido infertilidad y abortos de repetición experimentan mayores niveles de ansiedad durante los embarazos subsiguientes. Por una parte, mejora la experiencia del duelo y la tristeza, pero, por la otra, pueden estar más presentes los temores a perder otro bebé, la inquietud por la salud de la criatura, el impacto negativo de la propia ansiedad en el feto, el miedo a recibir malas noticias, la pérdida de la estabilidad emocional, el hecho de no contar con el soporte de los demás, etc., con tendencia a preocuparse en exceso.

¿Cómo llevarlo mejor?

Si te enfrentas a una maternidad tardía y tienes problemas de infertilidad, debes prepararte para avanzar superando obstáculos, como el corredor de fondo. Nadie sabe cuándo llegará el embarazo ni cuántos ciclos de tratamiento serán necesarios para conseguirlo. Un buen plan de salud mental contribuirá a que seas más resistente frente a los acontecimientos difíciles, aunque, en ocasiones, será preciso el apoyo psicológico especializado. Estas son las recomendaciones:

Entender mejor las emociones: Saber identificar la rabia, el sentimiento de injusticia, la tristeza... Aceptar estas emociones y aprender a matizarlas descubriendo los pensamientos negativos que las provocan ayuda a reducir el sufrimiento.

Afrontar y neutralizar los miedos: Quizá te aterra ponerte inyecciones, o te preocupan en exceso cuestiones como «¿Me sentiré mayor como madre?» y «¿Estamos haciendo lo correcto?». Los miedos pueden llegar a bloquearnos y provocar gran ansiedad; es esencial gestionarlos y afrontarlos adecuadamente.

Regular la ansiedad y la preocupación: Los ejercicios de relajación y respiración diafragmática y las técnicas de meditación, atención plena o *mindfulness* resultan de gran ayuda para conseguirlo.

Generar expectativas realistas frente a los resultados de los tratamientos: Ni el optimismo excesivo («Seguro que esta vez lo conseguimos») ni el catastrofismo («Esto es imposible, he perdido la confianza») resultarán eficaces.

Huir de la culpabilidad: Los «¿Y si...?» no sirven para nada, solo nos anclan en el malestar y el sufrimiento. Debemos situarnos en el «presente de las cosas presentes» y centrar los pensamientos y conductas en todo aquello que nos ayuda a la consecución de nuestros objetivos.

Comunicarse mejor y buscar el apoyo en los demás: El aislamiento, al que se puede llegar fácilmente por la falta de comunicación, no ayuda. Será mucho más útil aprender a ser asertivos, es decir, expresar lo que sentimos y pensamos de forma adecuada: ni pasiva ni agresiva; así nuestro entorno nos entenderá mejor y dejaremos de sentir incomodidad en muchas situaciones sociales.

Recordar que la pareja es el mejor aliado: Aunque muchas veces la mujer percibe que sufre más y lleva el peso físico de los tratamientos, debemos recordar que «estamos en el mismo barco» y perseguimos el mismo objetivo. Es esencial fomentar una buena comunicación entre la pareja, compartir emociones y puntos de vista. Y si la sexualidad se ha visto afectada (son especialmente frecuentes los fallos de erección en el hombre, por la ansiedad de rendimiento, o temor a «no cumplir» en los días «que toca», y la pérdida de deseo en la mujer, manifestada hasta en el 50 % de los casos), también hay técnicas para reactivarla y mejorarla.

Mantener una buena calidad de vida: Resulta esencial aprender a diversificar y recuperar áreas vitales olvidadas por el camino, e intentar centrarse y disfrutar más de lo positivo que nos rodea, y que muchas veces ha quedado arrinconado.

Buscar ayuda cuando hay que tomar decisiones difíciles: Conviene recabar toda la información necesaria para ello y aprender técnicas como la solución de problemas, para visualizar las cuestiones con más claridad. Algunos momentos requieren una especial atención: cuando se plantea la necesidad de donación de gametos o nos acercamos al final de los tratamientos.

LA DIFICULTAD DE ACEPTAR LAS DONACIONES

La edad de la mujer constituye un factor decisivo cuando se plantea la necesidad de una donación de ovocitos, debido a que el envejecimiento del gameto femenino reduce las probabilidades de embarazo. Así, el 70 % de las mujeres que deseen ser madres a partir de los 40 años deberán recurrir a ella. Técnicamente, resulta una solución perfecta y con una alta tasa de resultados positivos (embarazo), pero tiene un elevado coste psicológico.

¿Quién está preparado para ser madre o padre sin la presencia de su genética en el hijo? De antemano, nadie. Es por ello por lo que, cuando nos encontramos en esa situación, acostumbran a brotar emociones como el dolor, la culpa, la tristeza, la pérdida, la frustración y el miedo, propias de lo que se denomina «duelo genético». En la primera fase de este duelo predominan los sentimientos de culpa, tristeza y frustración, que después dejan paso a una segunda fase en

---

FIGURA 19. Miedos más comunes durante el duelo genético

No se parecerá a mí si no lleva mis genes.

Quizá no sienta al hijo como mío.

Será más tuyo que mío.

¿Cómo me sentiré cuando alguien diga que se parece o no se parece a mí?

¿Debemos decírselo a la familia?

¿Debemos decírselo a nuestro hijo? ¿Cuál será el mejor momento y la forma más adecuada?

¿Será perjudicial para nuestro hijo a largo plazo?

la que el dolor es menos intenso. Es entonces cuando acostumbran a surgir los miedos respecto a esta opción terapéutica, que abarcan desde el temor a que el hijo no se parezca a los padres o a no sentirlo como propio hasta la preocupación por cómo será mejor manejar la información respecto al hijo y al entorno en el futuro.

Como cualquier proceso de duelo o pérdida, el duelo genético precisa de un tiempo para integrar toda la información, que no es poca, procesar las emociones que han de surgir y adaptarse a la nueva realidad. Este tiempo es distinto en cada persona o pareja, pero en general el duelo genético acostumbra a realizarse en unos cuatro meses. Es importante tomarse el tiempo necesario para poder vivir las etapas del duelo genético y no impacientarse ni precipitarse; el final vendrá marcado por una reducción progresiva del dolor que dará paso a la ilusión por ser madre, y es ahí donde deberemos centrar el objetivo, en la que fue la principal motivación: tener un hijo. Es el momento de empezar a valorar alguna de las ventajas de esta técnica reproductiva: el gameto joven reduce considerablemente el riesgo genético en la descendencia; además, se verán ampliamente incrementadas las probabilidades de éxito de consecución del embarazo.

Muchas parejas confieren una importancia altísima al rol genético de los gametos de origen (óvulo y espermatozoide) en el resultado final de lo que será su hijo. En este sentido, es importante saber que:

- La genética del individuo no es solamente la que aportan los gametos de origen: el bebé va a generar genética nueva, y el ambiente intrauterino incorporará modificaciones en la genética del hijo. Estos mecanismos, a través de los cuales el ambiente modifica la genética, se denominan «epigenética».
- No todo es genética, pues el ambiente en el que se desarrolla el individuo a lo largo de la vida, los valores transmitidos, la educación, la cultura, las aficiones... constituyen un modelo externo que fomentará que un hijo adopte gestos, expresiones verbales y maneras de reaccionar similares a las de los padres. Esta será

la base que determinará los rasgos caracteriales de la persona (parte modelada, no genética, de la personalidad) y gran parte de su esencia.

Algunas mujeres que han concebido mediante donación de gametos han manifestado un sentimiento de ambivalencia hacia el hijo durante el tratamiento, e incluso durante el embarazo, relacionado con la falta de vínculo genético. Esta emoción no debe angustiarnos ni preocuparnos porque se considera normal al principio del embarazo; a medida que avanza la gestación irá disminuyendo y empezará a constituirse el vínculo madre-hijo de manera progresiva, como en todo embarazo deseado. Algunas investigaciones recientes realizadas en el Hospital Universitario Dexeus verifican que el vínculo madre-bebé en el postparto (cuarentena) no se diferencia entre madres que precisaron donación de gametos frente a las que no la precisaron.

¿Cuándo y cómo revelar el origen?

Dado que en España la legislación vigente establece que la donación de gametos será anónima y por otro lado reconoce el derecho de la descendencia a obtener información general de los donantes, que no incluya su identidad, los padres son libres de escoger entre dos opciones: revelar la información sobre sus orígenes a la descendencia, o mantenerla en secreto. Pero ¿cuál es la mejor opción para la descendencia? Las directrices propuestas a partir de la investigación en este campo recomiendan revelar la información sobre sus orígenes a la descendencia, basándose en que los hijos no se ven perjudicados por conocer la verdad sobre su origen genético y se benefician de una relación abierta y honesta con sus padres. Se ha demostrado que mantener secretos entre padres e hijos a lo largo de la vida puede generar problemas en la relación afectiva y provocar distanciamiento. Por otra parte, la mayoría de los padres refieren una sensación de descanso y relajación tras dar este paso, y no se arrepienten de haber tomado la decisión de hacerlo.

FIGURA 20. Beneficios de desvelar el secreto a la descendencia de forma temprana

3 años   8 años

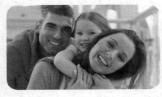

- Se asocia con resultados más positivos en la respuesta de la descendencia
- Permite a los padres afrontar su ansiedad respecto al tema en cuestión y limitar la ansiedad anticipatoria
- Facilita que el niño/a crezca conociendo su realidad genética y no caer en falsas presunciones de parentesco genético con sus padres
- Impide el descubrimiento accidental, que se asocia a experiencias negativas y sensación de engaño

Fuente: Thinkstock

Se han estudiado dos formas de desvelar el secreto en función del momento: la temprana, que consiste en transmitirlo de manera muy progresiva a partir de los 3 años, y la tardía, que opta por esperar que el niño o la niña alcance un mayor grado de maduración para poder entender conceptos biológicos de reproducción humana y responder con discreción. La forma temprana (véase la Figura 20), que significa dar información gradualmente al niño entre los 3 y los 8 años, es la que ha reportado mejores resultados, con una reacción más neutra por parte de la descendencia.

Deberá evitarse siempre la etapa de la adolescencia e incluso la edad adulta, ya que se han dado casos de reacciones más traumáticas en los hijos y mayores dificultades a la hora de afrontar la nueva situación.

¿Cómo es el proceso de información?

Lo recomendable es que el proceso de información sea progresivo y consista en que los padres vayan explicando a su hijo cómo se formó su familia, aportando los datos necesarios a medida que el niño pueda ir entendiéndolos, fomentando el diálogo y respondiendo a las preguntas de curiosidad que se irá haciendo el niño. De este modo se favorece una adaptación natural y progresiva del hijo a la realidad de sus orígenes, sin que resulte traumático ni dramático; por el contrario, el niño siente que fue muy deseado y estimado por sus padres desde el primer instante.

En muchas ocasiones, los padres experimentan dificultades cuando tratan de transmitir a sus hijos, que se encuentran en una edad muy temprana, la información sobre sus orígenes; a pesar de que existen algunos cuentos editados para este fin, todavía son escasos, y algunos, difíciles de encontrar. Existe una aplicación informática de reciente publicación titulada *El secreto del tarro mágico. ¿De dónde vengo?*, que, mediante un cuento interactivo guiado por los padres, permite la intervención del niño de forma directa en el relato a través de las animaciones de la pantalla, fomentando la comunicación y apertura del diálogo con sus padres para ayudarlo, desde muy pequeño, a conocer su procedencia.

¿Puede aplazarse la información?
¿Y qué problemas tiene mantener el secreto?

En el caso de que existan muchas dudas sobre qué opción tomar, puede aplazarse la decisión, teniendo en cuenta los siguientes puntos:

- La indecisión pude comportar sufrimiento emocional y tensión debido a la duda de si se está haciendo lo más adecuado.
- Deberemos mantener el secreto para el entorno familiar y social, actuando después de forma consecuente según la decisión adoptada.

Algunas parejas, por las características específicas de su personalidad o condicionadas por el entorno social en el que viven, experimentan una gran tensión ante el hecho de tener que explicarle al hijo sus orígenes, y deciden mantener el secreto. Las investigaciones realizadas hasta el momento no ponen de manifiesto que estas familias arrastren problemas especiales, siempre y cuando los padres sepan mantener esta postura a lo largo de la vida, con el convencimiento de que hicieron lo que consideraron más adecuado en su contexto vital, y no sientan que están «engañando» a su hijo. Dado que sería muy perjudicial para el hijo enterarse por un tercero, en estos casos es preciso no informar tampoco al entorno y la familia.

Va a resultar esencial que exista acuerdo entre ambos miembros de la pareja, no solo respecto a si realizar o no un tratamiento de reproducción con donación de gametos, sino también a cómo gestionar esta cuestión con la familia y el entorno social. El modo en que se resuelvan las diferencias o el hecho de no haberlas resuelto podrá repercutir en la relación de la pareja durante y después del tratamiento.

¿Será necesario un apoyo psicológico?

El apoyo psicológico especializado debería estar presente siempre que sea preciso un tratamiento con donación de gametos. Servirá para:

- Amortiguar el impacto psicológico inicial asociado a la noticia de la necesidad de donación de gametos.
- Acompañar a la pareja en su proceso de duelo genético, facilitando la expresión de emociones y el desarrollo de comportamientos de afrontamiento ante la situación que provoca el estrés.
- Verificar el grado de decisión frente al tratamiento y el nivel de acuerdo entre los dos miembros de la pareja.
- Analizar y desactivar los miedos respecto al tratamiento y la maternidad mediante donación de gametos, para que la madre o la pareja pueda enfrentarse a ellos con toda la información necesaria y rigurosa científicamente de la que disponemos.

¿TENDRÁN MÁS PROBLEMAS LOS HIJOS DE PADRES MAYORES?

Cada vez se dispone de más información científica que documenta la normalidad de las familias y el bienestar de la descendencia nacida de progenitores mayores, en muchos de los casos mediante el uso de técnicas de reproducción asistida y donación de gametos. Concretamente, varios estudios de seguimiento de los niños en la infancia temprana y media (hasta los 11 años) no documentan que estos tengan más problemas emocionales ni de comportamiento que los hijos de padres más jóvenes. Por otra parte, las investigaciones centradas en el estudio de niños concebidos con tratamientos de fertilidad señalan que las madres antes infértiles, en comparación con las que nunca fueron infértiles, muestran menos estrés parental y tienden a ser más cálidas y a estar emocionalmente involucradas con sus hijos; estos serían los efectos secundarios de un «embarazo difícil de lograr».

El bienestar de los niños debe ser examinado en un contexto más amplio que incluye el entorno familiar y el bienestar de los padres.

Funcionamiento familiar

Los padres (varones) mayores están más implicados en la crianza de sus hijos. También se ha descubierto que las madres mayores comparten más tareas parentales y confían mucho más en su pareja durante la primera infancia de su hijo que las madres más jóvenes. El rol de la pareja y sus peculiaridades son más importantes que las desventajas derivadas de la edad avanzada.

Bienestar de los padres

Se han identificado numerosos factores que explican el retraso de la paternidad, con la creencia común de que dicho aplazamiento no es aleatorio sino que está asociado a factores personales que pueden influir en el ambiente familiar posterior y en el bienestar de los padres. De hecho, las madres mayores son más autónomas y se hallan menos orientadas hacia la maternidad que las madres más jóvenes. Específicamente, las madres mayores suelen tener formación universitaria, desempeñar un empleo de alto nivel o más estable, estar satisfechas con su trabajo y percibir que es importante y, en términos de personalidad, ser más resistentes y menos dependientes. En cambio, las madres más jóvenes son más propensas a desarrollar actitudes más tradicionales hacia el papel de las mujeres en la sociedad, se identifican más con la maternidad como concepto y rechazan menos los aspectos negativos de la crianza que las madres mayores, como las dificultades en el sueño, el llanto persistente, las rabietas difíciles de calmar o los problemas con la comida.

La edad puede ser un indicador de los cambios sociológicos, psicológicos y biológicos subyacentes, y estos pueden modificar el contexto en las familias de progenitores mayores. Estas variantes probablemente explican la asociación entre una mayor edad de los padres y una disminución de la calidez, del amor y del afecto expresados hacia la pareja, frente a lo encontrado en familias de progenitores más jóvenes, a pesar de que los padres mayores comparten más tareas de crianza.

Las investigaciones realizadas hasta el momento se han centrado en el estudio de la descendencia hasta la media infancia, por lo que la información de que disponemos sobre el funcionamiento familiar durante la adolescencia y la edad adulta de los hijos es escasa.

BIBLIOGRAFÍA

Capítulo 1
El retraso de la maternidad
Briggs, L. (2017), *How All Politics became Reproductive Politics: From Welfare Reform to Foreclosure to Trump,* Berkeley, University of California Press.

Colen, S. (1995), «Like a Mother to Them: Stratified Reproduction and West Indian Childcare Workers and Employers in New York», *Conceiving the New World Order: The Global Politics of Reproduction,* F. D. Ginsburg y R. Rapp, eds., Berkeley, University of California Press, pp. 78-102.

Donzelot, J. (1997), *The Policing of Families,* Baltimore, Johns Hopkins University Press.

Esteve, A., D. Devolder y A. Domingo, (2016), «La infecunditat a Espanya: tic-tac, tic-tac, tic-tac!!!», *Perspectives Demográfiques,* 1, Bellaterra, Centre d'Estudis Demogràfics.

Ginsburg, F., y R. Rapp (1991), «The Politics of Reproduction», *Annual Review of Anthropology,* vol. 20, pp. 311–343.

Marre, D. (2011), «Cambios en la cultura de la adopción y de la filiación», *Familias. Historia de la sociedad española (del final de la Edad Media a nuestros días),* F. Chacón y J. Bestard, eds., Madrid, Cátedra, pp. 893-952.

——(2016), «Transnational Adoption and the "Outsourcing of Reproduction": The Spanish practices», Five International Conference on Adoption Research, Auckland, 7-11 de enero.

Marre, D., y L. Briggs, eds., (2009), *International Adoption: Global Inequalities and the Circulation of Children,* Nueva York, New York University Press.

Marre, D., B. San Román y D. Guerra (2018 en prensa), «On Reproductive Work in Spain. Transnational Adoption, Egg Donation, Surrogacy, *Medical Anthropology,* 37(2), pp. 1-16, en ‹https://doi.org/10.1080/0145974 0.2017.1361947›.

Nahman, M. (2016), «Reproductive Tourism: Through the Anthropological "Reproscope"», *Annual Review of Anthropology,* vol. 45, pp. 417-432.

Roberts, E. (2015), «Reproduction and Cultural Anthropology», *International Encyclopedia of the Social & Behavioral Sciences*, J. D. Wright, ed., 2ª edición, Amsterdam, Elsevier, pp. 450-456.

Capítulo 3
Cuando el embarazo no llega espontáneamente: las técnicas de reproducción asistida

Registro anual de la Sociedad Española de Fertilidad, en ‹https://www.registrosef.com/index.aspx?ReturnUrl=%2f›.

«Edad y fertilidad»: Información para pacientes en página web de la American Society of Reproductive Medicine: ‹http://www.reproductivefacts.org/news-and-publications/patient-fact-sheets-and-booklets/fact-sheets-and-info-booklets/age-and-fertility/›.

Capítulo 4
¿Puedo preservar mi fertilidad?

Sociedad Española de Fertilidad, «Edad y reproducción», Estilo de vida y fertilidad, M.A. Checa, D. Manau y F. Martínez San Andrés F, coords., Madrid, Editorial Médica Panamericana, 2012.

Marqués, L., y J. Callejo, *Introducción al laboratorio de reproducción humana*, Barcelona, Editorial Glosa, 2013.

Capítulo 5
El último recurso: la donación

Nadal Pereña, Daniel, *Donacion de ovocitos*, Madrid, Momento Médico Iberoamericana S.L., 2010.

Remohí, J., J. Bellver, R. Matorras, A. Ballesteros y A. Pellicer, *Manual Práctico de Esterilidad y Reproducción Humana. Aspectos clínicos*, Madrid, Editorial Médica Panamericana, S.A, 2012.

Capítulo 6
El embarazo en madres mayores

Guía de Práctica Clínica de Atención en el embarazo y puerperio, en ‹http://www.msssi.gob.es/organizacion/sns/planCalidadSNS/pdf/equidad/guiaPracParMujer.pdf›.

Para la nutrición durante el embarazo, véase: ‹https://www.acog.org/Patients/Search-Patient-Education-Pamphlets-Spanish/Files/La-nutricion-durante-el-embarazo›.

«En el vientre materno», documental online, *National Geografic*, 2005, en ‹https://www.documentales-online.com/en-el-vientre-materno/›.

Capítulo 7
El parto

Guía de Práctica Clínica sobre la Atención al Parto Normal:‹http://www. msc.es/organizacion/sns/planCalidadSNS/pdf/equidad/estrategia PartoEnero2008.pdf›.

Atención al Parto Normal. Guía dirigida a mujeres embarazadas, a futuros padres, así como a sus acompañantes y familiares: ‹http://www. msssi.gob.es/organizacion/sns/planCalidadSNS/pdf/equidad/guia PracParMujer.pdf›.

Capítulo 8
Aspectos psicológicos de la maternidad

Boivin, J., et al. (2009), «Associations between maternal older age, family environment and parent and child wellbeing in families using assisted reproductive techniques to conceive», Social Science & Medicine, 68(11):1948-55.

Ilioi, E., L. Blake, V. Jadva, G. Roman y S. Golombok (2016), «The role of age of disclosure of biological origins in the psychological wellbeing of adolescents conceived by reproductive donation: a longitudinal study from age 1 to age 14», Journal of Child Psychology and Psychiatry, 58(3):315-324.

Mac Dougall, K., Y. Beyene y R. D. Nachtigall (2012), «"Inconvenient biology": advantages and disadvantages of first-time parenting after age 40 using in vitro fertilization», Human Reproduction, 27(4):1058-65.

McMahon, C. A., et al. (2011), «Older first-time mothers and early postpartum depression: a prospective cohort study of women conceiving spontaneously or with assisted reproductive technologies», Fertility Sterility, 96(5):1218-24.

El secreto del tarro mágico. ¿De dónde vengo? Esta aplicación puede descargarse en las siguientes direcciones: para Android: ‹https:// play.google.com/store/apps/details?id=com.dexeus.secretof magicjar›; para Apple: ‹https://itunes.apple.com/es/app/el-secreto-del-tarro-mágico-de-dónde-vengo/id1237425281?mt=8›.

ÍNDICE TEMÁTICO

COLABORADORES

Han colaborado en este volumen:

Pedro N. Barri
Doctor en Medicina
Director del Departamento de Obstetricia, Ginecología y Reproducción
Dexeus Salud de la Mujer
Hospital Universitario Dexeus
Barcelona

Elisabet Clua
Doctora en Biología
Responsable del Programa de Donación de ovocitos
Departamento de Obstetricia Ginecología y Reproducción
Dexeus Salud de la Mujer
Hospital Universitari Dexeus
Barcelona

Marta Devesa
Doctora en Medicina
Especialista en Ginecología y Obstetricia
Médico adjunto del Servicio de Medicina de la Reproducción
Departamento de Obstetricia, Ginecología y Medicina de la
   Reproducción
Dexeus Salud de la Mujer
Hospital Universitario Dexeus
Barcelona

Carlos Dosouto
Licenciado en Medicina
Especialista en Ginecología y Obstetricia
Médico adjunto del Servicio de Medicina de la Reproducción
Departamento de Obstetricia, Ginecología y Medicina
    de la Reproducción
Dexeus Salud de la Mujer
Hospital Universitario Dexeus
Barcelona

Clara González
Licenciada en Biología
Embrióloga clínica en el Laboratorio de fecundación in vitro
Departamento de Obstetricia Ginecología y Reproducción
Dexeus Salud de la Mujer
Hospital Universitario Dexeus
Barcelona

Gracia Lasheras Pérez
Licenciada en Medicina
Especialista en Psiquiatría
Jefa del Servicio de Psiquiatría, Psicología y Medicina Psicosomática
Coordinadora de la Unidad de Salud Mental Perinatal
    y Reproductiva
Hospital Universitario Dexeus
Barcelona

Diana Marre
Doctora en Antropología Social
Profesora y Directora del Centro y Grupo de Investigación
Centro AFIN
Universidad Autónoma de Barcelona
Bellaterra (Cerdanyola del Vallès)

Alberto R. Melcón
Licenciado en Medicina y Cirugía
Especialista en Ginecología y Obstetricia
Jefe de Sección de Obstetricia Clínica
Dexeus Salud de la Mujer
Hospital Universitario Dexeus
Barcelona

Sonia Rombaut
Licenciada en Medicina
Especialista de Obstetricia y Diagnóstico Prenatal
Adjunta de Ginecología y Obstetricia
Dexeus Salud de la Mujer
Hospital Universitario Dexeus, Barcelona

Anna Veiga
Doctora en Biología
Responsable de I+D de la Sección de Biología
Servicio de Medicina de la Reproducción
Dexeus Salud de la Mujer
Hospital Universitario Dexeus
Barcelona

Directora del Banco de Líneas Celulares
Centro de Medicina Regenerativa de Barcelona

Profesora Asociada del Departamento de la Salud y de la Vida
Universidad Pompeu Fabra
Barcelona

Primera edición: mayo de 2018

© 2018, Fundación Santiago Dexeus Font
© 2018, Consultorio Dexeus S.A.P. como propietario de la marca y logotipos Dexeus Mujer
© 2018, Penguin Random House Grupo Editorial, S. A. U.
Travessera de Gràcia, 47-49. 08021 Barcelona

Printed in Spain – Impreso en España

ISBN: 978-84-16895-26-7
Depósito legal: B-5628-2018

Compuesto en M. I. Maquetación, S. L.
Impreso en Limpergraf
Barberà del Vallès (Barcelona)

DO 9 5 2 6 7

Penguin
Random House
Grupo Editorial